大展好書 好書大展

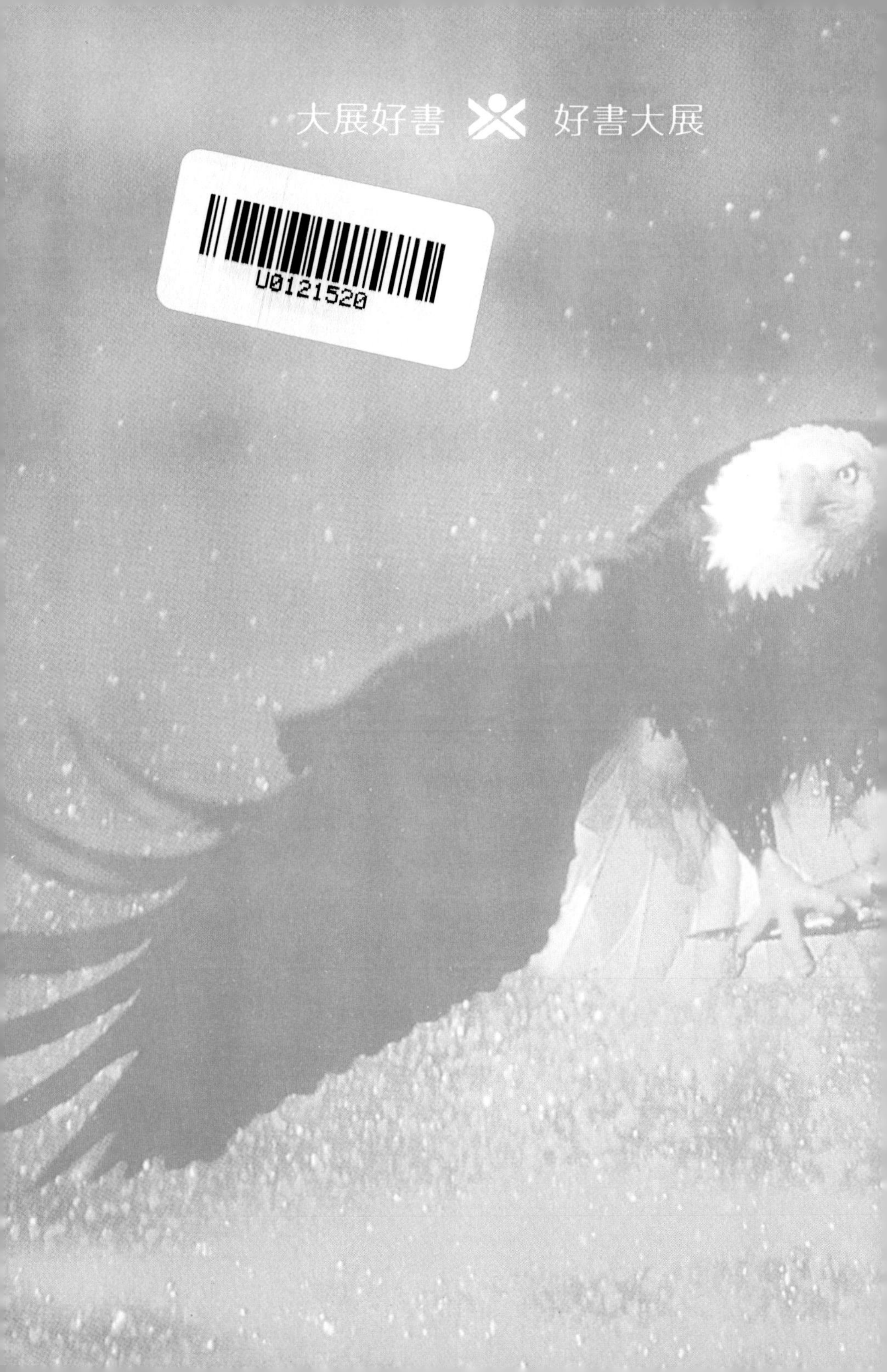

U0121520

家庭醫學保健
35

夫妻們閱讀的
男性不孕

原 利 夫／著
許 懷 纓／譯

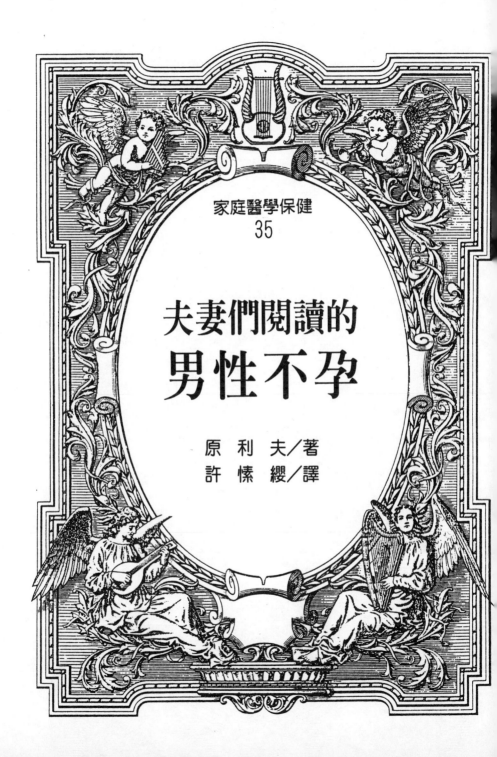

前言——給夫妻更好的選擇

我因為覺得小孩非常可愛而擔任小兒科醫師。在學習醫學時，由於很想參與生命誕生瞬間的分娩過程，因此成為婦產科醫師。

每天都會看到很多新生命的誕生。在國內社會中，有孩子的生活被視為理所當然，我也知道有不孕症這種差別待遇的存在，因此在每天的診療中，經常思索不孕症的問題。

以醫學的觀點來看，這應該是很容易解決的問題，然而置身於患者的立場來看，卻感覺這是複雜而難以解決的問題。這使我在生產與不孕患者之間產生了無力感。

就在這個時候，英國傳出了好消息，報導體外受精的成功。在日本，慶應義塾大學的部分學院也進行動物實驗加以研究，只等待社會議論的成熟。慶應義塾大學的名譽教授飯塚理八，經由與許多有志一同人士的懇談，終於在大學內創設倫理委員會，開始朝這一方向出發。

我在東京齒科大學市川醫院，於頭一位體外受精兒誕生六個月以後，參加臨床實驗，後來也成為日本最早的冷凍受精卵體外受精兒研究團體的成員之一。

其後，經由許多研究者的努力，而廣為生殖醫療所認可，同時，在臨床應用的範疇上也有驚人的進步。

隨著生殖醫療的進步，患者的期待與不安也增大。因此，有一部分的醫療只討論技術，卻沒有患者的存在。然而，只有一部分需要尖端醫療的患者，大都只需藉著適當的指導和治療，就能夠懷孕。

目前因為不孕而苦惱的伴侶約一百八十萬組。由於結婚的高齡化、女性進入社會、婦女病的增加及環境污染等問題，使得這個數字有增加的傾向。在一百八十萬組中，百分之四十，亦即大約七十萬名有男性不孕症的煩惱。

男性不孕的最大煩惱，就好像女性被告知不孕，無法為人母一般地深受打擊。問題就在於男性的根本，而男性的一生也無法脫離這個問題。

在人生的黃金時代，喪失生殖能力，當然會對精神造成重大的打擊，相信做妻子的人也能夠了解這一點。

對女方而言，不孕治療要進行輸卵管通氣檢查或子宮內膜檢查等，這些都是難以對男性說明的疼痛或屈辱感的檢查。要指定性交日，連體位都要接受指導，這的確令人難以忍受。但是，如果男性也要接受這些指示，則煩惱可能更大。

本書不是一般的不孕書，而是以男性不孕為主而寫下的書籍。置身於男性的立場，以心理治療和尖端醫療為各位說明。身為醫師的我，希望能夠幫助不孕的夫妻。夫妻也要接受醫師的指示，了解彼此的狀態及治療，並決定治療法。

從懷孕的患者那兒接到信，是最感安慰的事。看到孩子的照片及男主人寫來的信，內心有說不出的喜悅。

本書中包括尖端醫療所具有的有益性、副作用、危險性及我的建議在內，希望本書對各位夫妻的選擇及心理準備有所幫助。

原　利夫

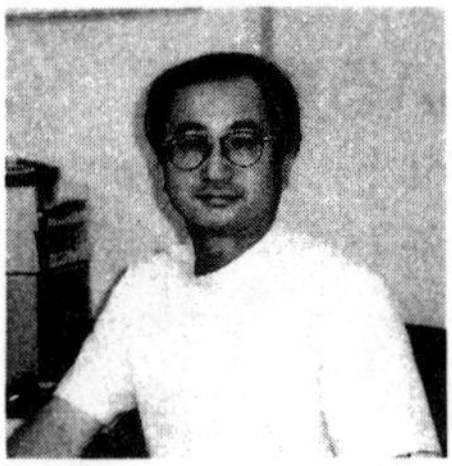

·原　利夫

1983 年，畢業自慶應義塾大學研究院醫學研究所，為醫學博士。擔任同大醫學部婦產科教室助手。1987，擔任東京齒科大學講師。1993 年，開設原醫學診所。

為日本婦產科學會認定醫師，日本生殖免疫學會會員、日本不孕學會會員、美國內分泌學會員、日本受精著床學會會員。

專門項目包括生殖生理學、內分泌學、精子學，為日本第一位 B.V 研究者。

為日本的最初體外受精冷凍受精卵嬰兒誕生的成員之一。

著作為『超級建議』。

目　錄

第四章　「容易懷孕的性行為」是真的嗎？

第五章　男性不孕的檢查

第六章　男性不孕的治療

第七章　終於克服了不孕

第八章　嬰兒來臨的日子

第一章 重新評估不孕症

圍繞在夫妻身邊的環境，在不知不覺中將兩人趕入不孕的迷途中。正確地了解不孕，才能夠順利地進行治療。

1、你真的不孕嗎？

■「還沒有孩子啊！」——口頭攻擊

「還沒有孩子啊！」

剛適應結婚生活以後，親朋好友的這麼一句話，可能會使你深受打擊。當然自己也很煩惱，但是卻不知如何回答。

「還沒有啦！」或者

「還早嘛……」

以這種藉口來搪塞，但是自己的心情也無法平靜下來，甚至表情黯然。

對於新婚夫妻而言，

「還沒有孩子嗎？」

就好像招呼語一樣，經常被問到這個問題。當然，對方並不是有什麼壞心眼，只是好意地關心。但是對於當事人而言，這真的是很令人頭痛的問題。

在國內的觀念，結婚、生子以後才被認為是真正成熟的夫妻。反之，婚後沒有孩子的夫妻，被認為是尚未成熟的人。然而，婚姻自由、工作自由的今日，每個人都有不同的想法。因此，把結婚和孩子併在一起考慮的人，應該要自我反省了。有些上司甚至以命令式的口吻叫男部屬趕快生孩子。而女性也常受到左鄰右舍的口頭攻擊。這些發自善意的關懷，有時卻會成為惡意的傷害。

但是，一定要擁有堅定的立場，做明確的生活設計，考慮將來的問題，勿為他人的話語所迷惑。

圖表1　結婚年數與懷孕率

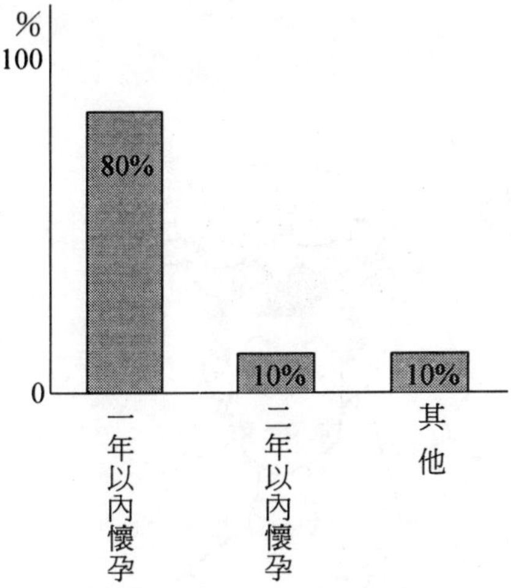

■婚後二年仍然沒有孩子

一般而言，婚後一、二年就擁有孩子的夫妻並不多，但隨著晚婚與婚前同居的情勢發生，使得在早期懷孕的夫妻增加了。

沒有避孕、一週進行二～三次的性行為，則一年內懷孕的機率為百之七十五。

到了第二年，懷孕的機率高達百分之

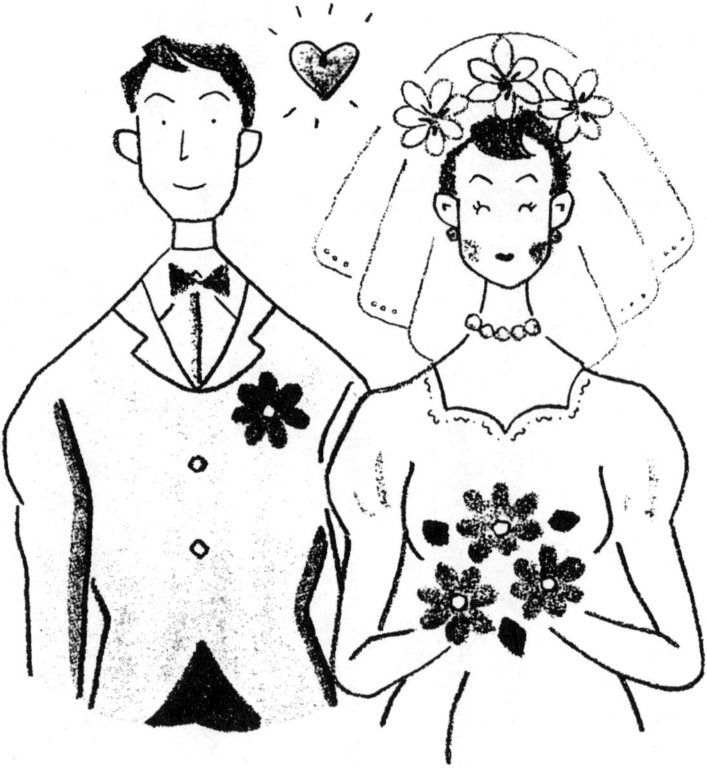

九十以上。

國際不孕學會對於不孕症所下的定義是：

「婚後二年以上過著正常的夫妻生活，卻無法得到子女的狀態，稱為不孕症。」

當然，也包括因為流產等而無法得到健康寶寶的情況在內。

但是，這只是一般論，實際上，因為大家所處的環境不同而有各種不同的情況出現。性交次數、排卵時期的確定等，都必須要加以考慮。結婚年齡較高或是男性動過睪丸手術……。

總之，希望早日擁有子女而來找我商量的患者，每個人都有不同的原因。以醫生的觀點來看，當然希望有些伴侶能夠早日擁有孩子，不過，有些則最好再經過一年的觀察。一言以蔽之，如果懷疑自己不孕，就要趕緊接受醫生的診治。

Coffee Break

何謂包莖？

男性的性器陰莖在少年時期被包皮包住，到了青年期露出。平常包皮被包住加以保護，必要時才露出，但是由於某種原因，即使勃起也不會露出的狀態，就稱為包莖。

歐美人包莖的情形比較多見，像畢卡索所畫的男性，幾乎都是包莖的形態。包莖的原因之一，即由於包皮的粘連所致。其次就是真性包莖情形，亦即前端的開口狹窄，無法露出龜頭的形態。假性包莖則是包皮口很寬，而因為皮較長，故龜頭無法露出。

根據某些研究報告顯示，皮變長，是由於青春期手淫所造成的。包莖，則鄉下的學生較為少見，都市的學生比較多見。真性包莖需要動手術，但是假性包莖對性交不會有所影響，因此不必動手術。不過，包莖易造成龜頭的不潔，沐浴時務必要注意清潔的問題。

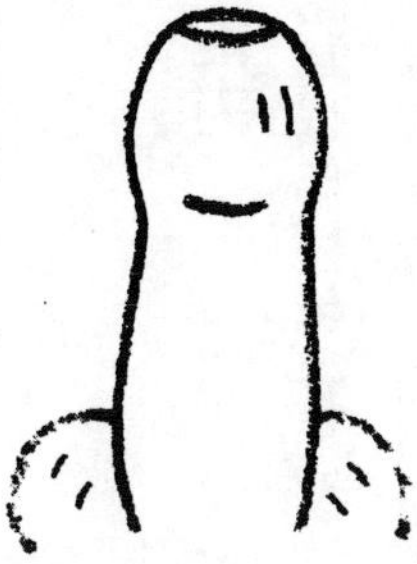

假性包莖

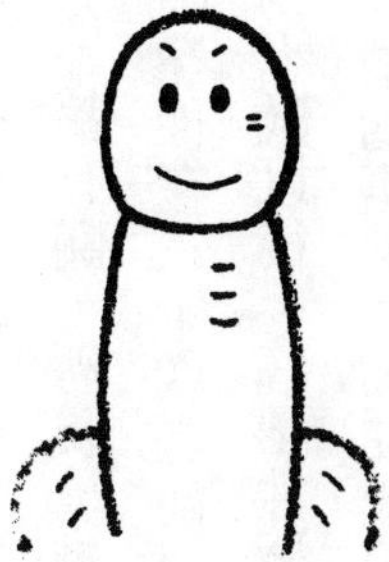

筆直的陰莖(正常)

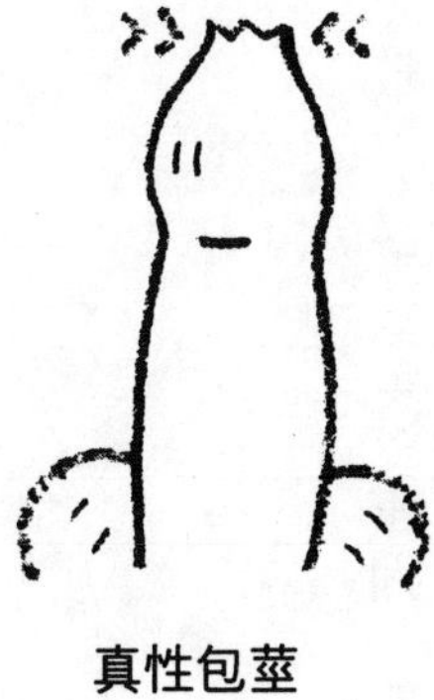

真性包莖

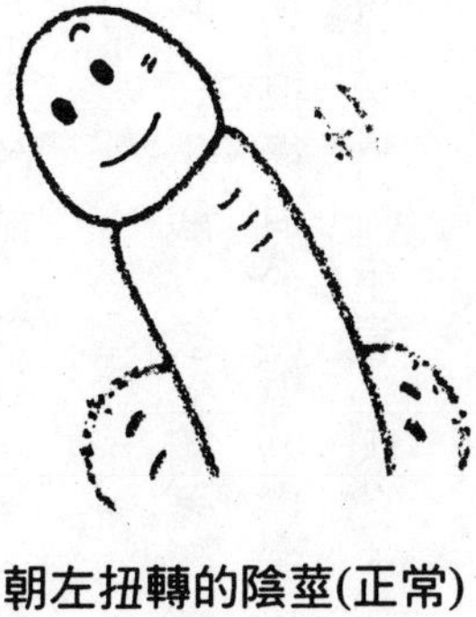

朝左扭轉的陰莖(正常)

2、妊娠的構造

■何謂妊娠能力

一般人認為越年輕越容易懷孕。

以男性的場合來看，性能力較高，性交次數較多等為主要原因。如果就女性的立場來看，則排卵順利進行、卵子沒有老化、性交次數較多等為主要原因。

醫學上把妊娠能力稱為「妊孕性」。

男性的妊孕性會隨著年齡而下降，但是有很大的個人差異，與睪丸製造精子的能力及性能力等都有關，需要一併列入考慮。

女性的妊孕性在三十歲之前沒有變化，到了三十歲以後，隨著年齡的上升，能力會減退。四十歲以後，妊孕性極低，四十五歲以後自然妊娠的機率接近零。

最近有晚婚的趨勢，即使較早結婚，也暫時不打算生育，因此，以醫學的觀點來看，國內男女都是處於較難妊娠的環境中。

■妊娠成立的三大關卡

為了促進妊娠的形成，男女都必須要健康，只要任何一方有問題，就很難成功地懷孕。在此，並未將男女分開來探討，簡單地為各位說明一下到妊娠成立為止的一連串過程。只要了解過程，就能掌握不孕的原因。

請看插圖。

首先，第一道關卡就是排卵。

排卵是從卵巢放出成熟卵子的現象。卵子成熟，在最容易懷孕的時期排出良好的卵子，這個現象，是藉著各種荷爾蒙複雜的作用，以二十八天為週期，出現一次的現象。本人的意志無法加以控制，左右卵巢可能交互排卵，或只是一邊連續排卵，因為某種要素，荷爾蒙喪失平衡，卵子無法順利地成熟，或排卵本身出現毛病，最惡劣的情況，甚至出現無法排卵的情形。

在這個排卵時期性交，精子侵入子宮口，努力地游到輸卵管。到了排卵期，子宮口會滲出頸管粘液之弱鹼性的分泌物，引導精子進入子宮。排卵期以外的子宮口是緊閉著的，防止精子與雜菌的侵入。

第二道關卡則是受精。排卵後的卵子自己沒有運動能力，被包入輸卵管繖中，

成立的三大步驟

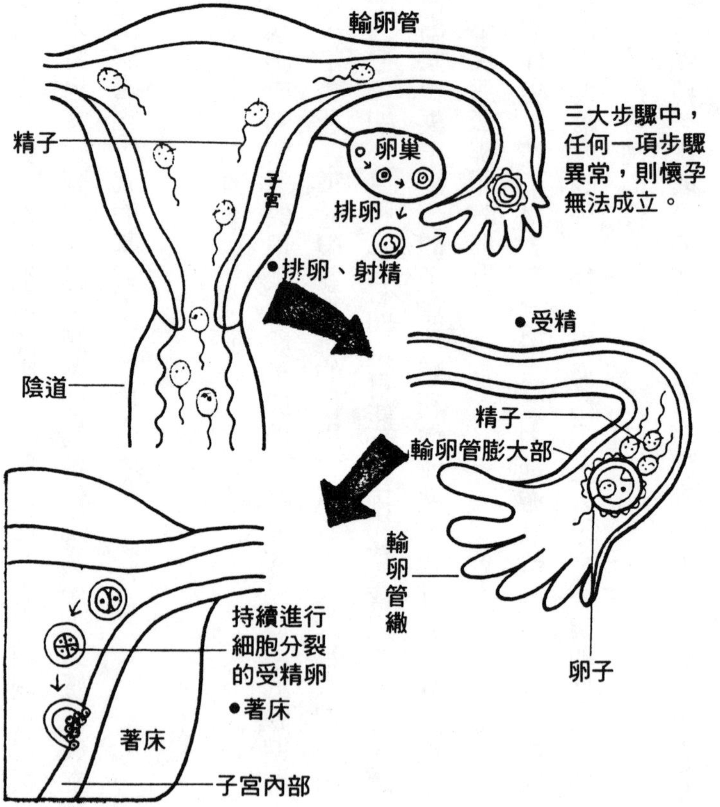
輸卵管
精子
卵巢
子宮
排卵
三大步驟中，
任何一項步驟
異常，則懷孕
無法成立。
●排卵、射精
陰道
●受精
精子
輸卵管膨大部
輸卵管繖
卵子
持續進行
細胞分裂
的受精卵
●著床
著床
子宮內部

在輸卵管內移動到輸卵管膨大部。卵子由輸卵管內的纖毛來運送，在此場所遇到精子。在卵子的周圍有多數的精子包圍，但是能夠進入卵子內部完成受精的只有一隻而已。一隻精子進入以後，在此瞬間結束受精，只有精子頭的部分進入輸卵管的實質，尾端則被切斷。精子核與卵子核在一起，新生命開始誕生了。

第三關卡就是著床。受精的卵子開始分裂，受精後大約四十小時內進行四次分裂。其後，花二天的時間在輸卵管內移動，於受精後的第四～五天到達子宮內。

分裂受精卵透過與子管內膜之間的細小血管而進行營養或氧等的氣體交換。這個狀態稱為著床。

受精後的一週內會發生這些過程。在此之前的受精卵是好像漂浮在子宮內一般地發育。從這時候開始，就與母體組織結合、成長。到此地步，就稱為受孕。

從胎盤組織的一部分開始旺盛分泌而表示懷孕的荷爾蒙，從排卵以後到第十八天時，會呈現陽性妊娠反應。

■自然妊娠

我們會說孩子是夫妻愛的結晶，因此在自然的形態下懷孕是最為理想的。如果是處於難以妊娠的狀態下，就必須要依賴醫學的力量了。

但是醫學不是萬能的。以動物學的觀點來看，有最適合的妊娠期，對人類來說，也不例外。男性只要有勃起、射精的行為，都有妊娠的可能。女性則有年齡的限制。

一些被診斷為不孕症的女性或前來婦科接受診斷的女性，有不少人擔心年齡的問題。一般認為妊娠年齡以四十三歲為限，然而，一般的不孕治療，則以四十一歲為界限。

年齡這一道關卡，就好像世界上沒有長生不老的藥一樣，道理是相同的。女性超過三十九歲以後，卵子開始老化，出現新生兒唐氏症等的機率會急速地上升。

女性生產年齡上升了，且由於週產期管理的進步，因此，高齡生產的危險率並不像以前那麼的高。不過，在不孕治療上，還是要不斷地與主治醫師檢討、商量，以求改進。

Coffee Break

生理期中的性行爲成爲婦女病的根源

女性的子宮通過輸卵管，進入腹腔內，一旦感染細菌往往會引起劇痛，甚至會轉移為腹膜炎。女性的身體具有不易感染細菌的防禦構造，通常，絕對不會讓細菌或精子經由陰道進入子宮。

但是，排卵期與生理期中，子宮口張開，故排卵期與生理期間是容易感染細菌的時期。排卵期間，免疫淋巴球旺盛地活動，能夠防禦精子以外的雜菌等進入。而在生理期中會排出月經血，這些血液對雜菌而言是最佳的繁殖場所。如果在生理期間進行性行為，則由於細菌繁殖，就會引發輸卵管炎或附屬器官炎。

發炎是輸卵管閉塞的原因，也會導致不孕症。腹膜炎有時會致命。此外，最近則認為月經血逆流是子宮內膜症的原因之一。總之，生理期間最好不要進行性交。

3、性生活與無性生活

性，在日常的夫妻關係中占有重要的地位。不僅是肉體結合，也有增強精神結合的作用。雖然如此，但是自從亞當與夏娃偷食禁果之後，在信仰的世界中，性行為仍被視為是罪惡的行為。不過，近代社會把生殖與性交分開來考慮。孩子真的就是愛的結晶。

需要對方、為了確認愛而進行的性行為，當然也是一種自然的性衝動。但是，目前性的主導權仍歸男性，大都是以男性的性能力來決定夫妻性行為次數等。

■性行為次數減少

醫學上認為性交能力必須具備如下的四個條件。亦即性慾、勃起、插入陰道內、射精。性慾受到大腦的支配。大腦以現在的狀況和過去的經驗為主，支配性中樞，支配到射精為止全部的性行為。換言之，如果器質無異常，只要有性慾，就能夠進行性行為。

性慾會受到生理、年齡、個人的感情等各種因素的影響，要以此來換算個人的能力並不容易。因此，性慾的強、弱是很難加以判斷的。

男性不像女性有停經或停止排卵等現象，在理論上，終生都具有生殖能力。不過，隨著性機能的減退，性慾也會減退，最後停止性交。根據某項報告研究指出，丈夫的年齡對性交次數有重大的影響。例如十五～二十歲，平均一週四次，三十幾歲一週平均三次，四十歲一週平均二次，六十幾歲時，能夠達到高潮的性行為一個月只有一次。但是，這具有極大的個人差異，因此不要太在乎平均值。

表1　年齡與性行為次數

年　齡	例　數	平均／週
16-20	272	4.8
21-25	751	3.9
26-30	737	3.2
31-35	569	2.7
36-40	390	2.4
41-45	272	1.95
46-50	175	1.2
51-60	67	1.08

根據『性學辭典』

■不斷增加的無性生活

男性三十幾歲或二十幾歲性慾消失、沒有性生活，就稱為無性生活，被視為是一種現代病。不進行性行為、不想進行做愛，或嘗試性交卻無法插入，無法在陰道內射精，這些全都被視為是無性生活。像這一類的伴侶，也確實增加了。

最近，對於無性生活的廣義解釋是：「

表2　具有性問題的身體疾病

1. 不關心性行為，或缺乏慾望時	急性傳染病、伴隨痛苦的外傷、急性氣喘、急性過敏、糖尿病、偏頭痛、貧血、血栓性靜脈炎、疱疹、急性心肌梗塞、藥物或酒精中毒、內分泌障礙、激烈的營養障礙
2. 因為肉體有缺陷而無法進行性行為，或者是性行為產生不快感時	a. 急性症候的情形 骨折、活動時伴隨著疼痛的挫傷、關節炎、神經痛、腹股溝部的挫傷、廣泛的水疱性接觸性皮膚炎、症狀激烈的痤瘡、急性陰道炎、尿道炎、膀胱炎、前庭大腺囊泡、懷孕後期、肥胖症、痔瘡脫出症、水腫、疝、足的靜脈瘤樣腫脹、乳房腫瘤
	b. 身體障礙所引起的併發症 關節炎、肺氣腫、糖尿病、心臟血管障礙、停經期的陰道粘膜變化、佩羅尼病、克蘭費爾特症候群、水腫、神經肌肉疾病
3. 有時候，因為性行為而引發疾病或疾病惡化	

根據石川中、森下勇：身體障礙與性行為，小林司等編『人類的心理與性科學Ⅰ』

雖然沒有特殊狀況或事情，卻沒有伴侶雙方都喜歡的性行為或性的關係，而且預料這種關係會長久持續下去。」像因為脊髓損傷或神經障礙而無法進行性行為，這是無可厚非之事。此外，有些伴侶則基於雙方的想法而不願意進行性行為。

但是，問題在於即使有進行性行為的意志卻不進行性行為，或被另一方拒絕性行為的情形。

無性生活的原因，男性以心理要因占大部分，對性的嫌惡感、恐懼女性、過去性經驗的回憶（極端早洩或被女性玩弄等）或

表3　性問題發生的背景

1. 性解放
2. 關於性的外傷體驗(初次性交外傷)等
3. 性知識的缺乏與誤解
4. 壓力
5. 居住環境
6. 空閨：長期出差、分居
7. 配偶死亡
8. 醫療行為：藥物的副作用、手術等
9. 外遇
10. 配偶間的疾病：精神病、陽萎
11. 父母親性糾葛的反映
12. 異常性愛、近親相姦
13. 治療者的問題
14. 老化與不適應
15. 養育上的問題：異常性意識的固定
16. 身體疾病(糖尿病、脊髓損傷、手術、包莖等)
17. 精神疾病(憂鬱病等)
18. 無性對象(晚婚女性、配偶死亡等)
19. 治療者、患者之間的溝通不足
20. AIDS 的出現

性的對象傾向於女性以外的話，雖然會勃起，卻會出現在陰道內無法射精的射精不全，以及不明原因的陽萎。但是，這時男性與女性的不同點，男性仍可享受到有如射精那般的快感（高潮）。

女性，則在進行性行為時的特徵，就是可能會伴隨精神或肉體的痛苦出現。原因多半基於過去的性經驗所造成的。

因此討厭性，或對性產生不潔感，抑或因為過去遭強暴，而精神受到打擊，或是恐懼性病等，因此拒絕性，封閉自己的肉體。

另外，最近有增加趨勢的，就是因為工作忙碌、壓力積存，即使是休假日，也以想要休息為由而拒絕性行為，有些伴侶竟然一年都不曾發生過性行為。不光是因為工作或社會的忙碌而沒有性交的時間，甚至壓力或工作的疲勞也會奪走性慾。

■無性生活的男性

男性的無性生活以勃起障礙（無法勃起）最為常見。但是經常聽說如果自己進行手淫就能夠射精，看到外國女性的裸照時也會湧現性慾，這時，反而覺得與其他女性進行性行為是很麻煩的事情。有的男性認為女性的性器很難看，而不願意與女性做愛。這些男性的共通點，就是高學歷，目前工作輕鬆，或是必須負擔重責大任的時期，將全部精力灌注在工作上，無法湧現性慾，甚至不以做愛為樂，反而認為那是一件煩人的事情，這是屬於重症無性生活。治療上，必須比女性更下工夫。女性的情況，大都原因明確，只要藉由諮詢的方式，經由醫師和本人的努力，就能夠解決問題。而男性的無性生活難以解決，問題何在呢?那就是尊嚴。

到目前為止，對男性能力的評價，還有的人會以男性象徵，亦即性能力做為評

表4　性無能與性慾喪失的鑑別法（根據「Sexual Medicine」）

診斷的問題	性無能患者	性慾喪失的患者
・會想進行性行為嗎？	不變、減退	減退、無
・想進行性行為時，能夠進行性行為嗎？	減退、無	不變、減退
・想進行性行為時，能夠勃起且保持嗎？	無	不變、減退
・對性行為有和以前相同的想法嗎？	不變、減退	減退、無
・對於性行為的關心度，和以前相同嗎？	不變、減退	減退、無
・早晨會勃起嗎？	減退、無	不變、減退

價的標準。因此，即使工作能力低，但是兒女滿堂，仍有可能受到尊敬。昔日，認為擁有愛人的男性，才是具有工作能力的男性。認為性能力高就代表男性能力高。

即使到了今日，男性性能力高，也象徵男性能力高。男性一旦被批評性能力低，則尊嚴必然受損，這也是男性不肯承認自己性能力低的原因。

精子減少症、精子無力症、無精子症等，都是令人難以接受的病名。這並不是一種肉體的痛苦，而是一種精神的折磨。男性心理的傷痕，應該由他最愛的妻子來撫平與鼓勵，只是男性的尊嚴作祟，不允許自己這麼做。不肯將自己懦弱的一面呈現在女性的面前。

弱者，你的名字是男人——。

Coffee Break

DO YOU HAVE A STRESS？

對女性而言，壓力會造成月經不順。對男性來說，則會導致性慾減退、血壓上升。平常的壓力來自「工作緊張」、「家族、家庭、子女的問題」、「性生活的問題」、「孤獨、罪惡感、悲傷、失敗、競爭」等。但是並沒有比隱藏在暗處而本人未察覺的壓力來得更可怕的東西了。

請進行一下發現隱藏壓力的測試。

①經常覺得疲倦。
②經常覺得頭痛。
③容易感冒，倦怠感無法去除。
④疱疹容易再發。
⑤有時完全沒有性慾。

上述項目符合三項以上時，就需要接受醫師的檢查了。笑，是能夠紓解壓力的最有效方法。

表5　精子數的比較

●1954年「青年男子60名的精子數調查」	●1991年「青年男子49名的精子數調查」
平均1億5000萬個(1 mℓ中)	平均1億個(1 mℓ中)
1億8500萬個以上　22%	5000萬個以上　31%
8000萬個以上　48%	3000萬個以下　10%
8000萬個以下　30%	
5000萬個以下　6%	
(由飯塚理八等人調查)	(由長田尚夫等人調查)

1954年，1 mℓ的精液中平均有1億5000萬個精子。1991年平均減少為1億個。這調查顯示，日本男性的生殖機能整體而言顯著減弱，可能是受到鎘、煙、殺蟲劑等環境污染的影響，而使男性製造精子的能力減退。此外，由於高科技社會的影響，以及失眠、陽萎、慢性疲勞、無性生活增加，使男性不孕有增加的傾向。

4、持續增加的男性不孕症

■七十萬男性的煩惱

在一九九〇年代前半期，歐洲的醫師之間開始盛傳男性精子的數目減少了。丹麥的卡爾卡貝加教授進行大規模的統計，指出從一九四〇年代開始，男性精子的平均值降低了百分之四十以上。檢查一萬五千人的精液，發現在一九四〇年時平均有一億三千萬個精子，但是到了一九九〇年時，平均只有八千萬個。

在國內是否具有相同的傾向呢？目前還在調查之中。表是一九五四年的調查與一九九一年調查比較。我們由此可以發現，精子平均數為五千萬個以下的比率增加了。

男性的精子數減少，與無性生活的增加，同樣是使擁有不孕症煩惱的伴侶增加的原因之一。而且男性的不孕，多半是「突發性精子減少」。關於這一點，請參考第三章的說明。

目前國內因為不孕症而苦惱的夫妻約有一百八十萬對。而估計不孕原因在於男性的數值約為七十萬對。亦即男性不孕患者數約七十萬人，今後還會持續增加。

■精子減少的原因

無法製造精子的睪丸增加了，原因何在呢？只要知道原因，就能夠確立治療法。不過遺憾的是，原因不明，因此沒有決定性的治療法。

在一些考慮的原因之中，首先想到的就是環境污染。圖所表示的是對於男性生殖器造成影響的公害物質。要獲得精子的受精能力，不光是睪丸製造精子的能力而已，精子的成熟、精液分泌機能都占有重要的地位。具有類似女性荷爾蒙作用的化學藥品，擁有降低生殖機能的作用。其代表就是ＰＣＢ（多氯聯苯）、有機氯系列的殺蟲劑。

此外，對於精子減少及睪丸有影響的公害物質的代表，就是鎘。金屬電池或被放置的變壓器所漏出的鎘，會蓄積在生物體系的終點站的人體內。此外，煙和鎘都是會作用於精子輸送路線的毒物，使精子的運動性減退，或製造出畸形的精子來。另外，對於女性的卵子和受精卵都會造成影響。

具有減退性慾作用的物質，就是催乳激素分泌促進劑及部分的血壓藥。罹患糖尿病時，也會因為末梢循環不全而造成勃起障礙。

適度飲酒能使性慾亢進，但是

環境中的農藥循環

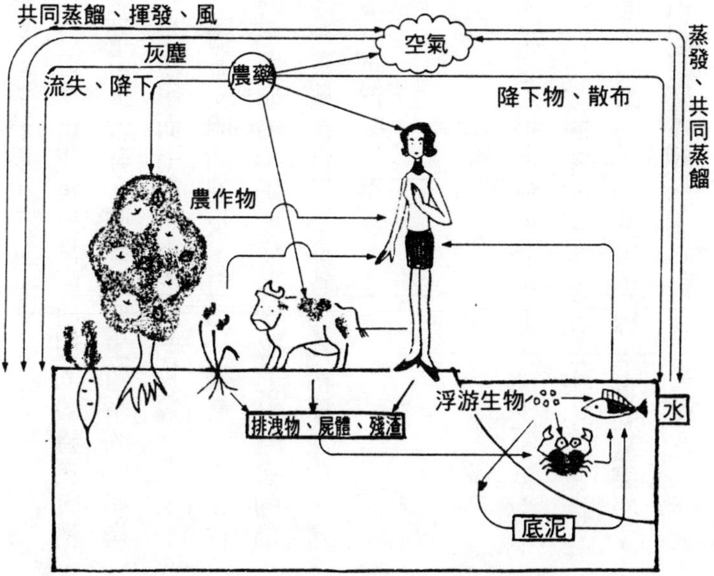

表6　男性不孕的原因

病　因	患者數(%)
造精機能障礙	89.8
精路通過障礙	6.8
副性器障礙	2.4
性交不全	1.0

不能夠飲酒過度。

公害物質或是日常所使用的殺蟲劑、清潔劑當中，含有一些會對於生殖系的一些過程產生作用而引起各種毛病的物質。

隨著文明的進步，自然的破壞、衣食住行的平衡崩潰、過度疲勞、壓力、營養的偏差等，這些複合污染導致男性精子減少，這也是毋庸置疑的事實。

■改善日常生活

現代社會給予夫妻各種不同的壓力。不論是有形或無形的壓力，總之，壓力不斷地攻擊夫妻。例如，月經不順的原因之一在於夜間照明。生活在都市中，夜間也並非是烏鴉鴉的一片黑。就寢時，透過窗簾的縫隙射入的路燈光線，會刺激網膜，妨礙睡眠，造成日週性或季節感的喪失，引起月經不順。

而前述的「還沒有孩子嗎？」的口頭攻擊，也會形成一種壓力。

開始治療不孕的年齡，男性以三十五歲為主。三十五歲的男性，在工作崗位上負重責大任，也會承受很多社會的壓力，日常的壓力會不斷地積存。在這樣的環境下，當然不適合生兒育女。

當你開始因為不孕而感到煩惱時，多半是因為周邊人都過著有孩子的家庭生活，自己目睹這一切而心情鬱悶，熱切地希望自己也有懷孕能力，結果更會造成壓力的積存。

壓力會使所有的疾病惡化，包括血壓、糖尿病、心臟病在內，引起荷爾蒙平衡失調，出現不定愁訴的煩惱。男性的性慾減退、陽萎，原因多半來自壓力。

女性荷爾蒙受到腦內刺激物質的支配，壓力會成為無排卵或月經不順的原因，使肌膚喪失光澤。一些克服不孕的伴侶，多半是夫妻互助合作，建立良好的關係，莫讓不孕治療成為一種壓力，在治療中，能夠自然地進行性行為。

換言之，以自然體來接受治療是最為理想的，一定要做好二人的健康管理以及改善日常生活。

Coffee Break

輕鬆的運動有助於消除壓力

現代社會生活無法完全排除壓力，一定要巧妙地加以處理。處理壓力的方法各有不同，如唱卡拉ＯＫ、打高爾夫球、喝酒等等，因人而異，不盡相同。醫學上則建議各位做一些輕鬆的運動。喝酒或唱卡拉ＯＫ很難維持適量的限度，有時候甚至會沉溺其中而造成反效果。如果要運動則做輕鬆的運動較好。像一些有受傷或衝撞危險性的激烈運動，較難長期持續下去，一旦受傷更不可能消除壓力了。此外，在激烈運動中，血液循環加快，可能會引起血管內的細胞障礙，而成為高血壓、動脈硬化、心臟疾病的原因。例如：一天散步三十分鐘，你覺得如何呢？但是在散步的時候，不要考慮工作的問題，只要輕鬆地走路即可。

輕微的運動能夠使精神鎮靜。利用運動使體內的類似嗎啡物質增加，減少血液中的血壓上升物質。抑制交感神經的興奮，利用運動的爽快感就能夠消除壓力。

第二章

為甚麼會發生男性不孕？

以女性的眼光來看，覺得非常單純的男性性的構造卻很複雜。本章為各位解說容易招致誤解的男性不孕知識。

1、何謂男性不孕？

表7　男性不孕的原因疾病

	%(併發症為複數表示)
造精機能障礙	
特發性造精機能障礙	72
精索靜脈瘤	21
染色體異常	0.9
Klimefelter 症候群	
其他染色體異常	
腮腺炎性睪丸炎	
兩側隱睪放任不管	
暴露在 X 光下	
惡性腫瘤手術後	
投與內毒素	
閉塞性無精子症(造精機能正常)	5.1
兩側輸精管缺損	
腹股溝疝手術時輸精管結紮	
原因不明的兩側輸精管狹窄	
兩側副睪炎(包括結核性、STD 在內)	
包括睪丸畸形在內的睪丸部狹窄	
其他	
不明	
前列腺炎	0.9
血精液症	
逆行性射精	1.2
尿道下裂	
性交障礙	8
射精障礙、勃起不全	11

■幾乎都是精子的問題

最近，閱讀關於不孕的書籍，一般認為女性的原因為百分之四十，男性的原因為百分之四十，原因不明則為百分之十。但是詢問進行

表8　正常精液的成分(WHO、1987基準)

精液量	2.0 mℓ 以上
pH	7.2～7.8
精子濃度	20×10^6／mℓ 以上
總精子數	40×10^6 以上
精子運動率	射精 1 小時以內的精液，50%以上的精液進行前進運動，或 25%以上呈現活潑的直進運動
畸形率	50%以上為正常狀態
生存率	50%以上生存(例：色素排除法)
白血球	1×10^6／mℓ 以下
總鋅	2.4 μg／總精液以上
檸檬酸	10 mg g／總精液以上
果糖	13 μmole／總精液以上
抗精子抗體	
MAR＊測驗	反應精子 10%以下
諾姆諾比茲測驗	反應精子 10%以下

＊MAR 測驗：mixed antiglobulin reaction 測驗

不孕症治療的醫師，他們則認為並不是這麼單純的。

實際上，最重要的是男性的妊孕性與流產、早期破水、胎兒疾病、胎兒死亡等也有關。

換言之，不孕治療後的懷孕、胎兒發育、分娩，男性與女性具有相關的責任。

根據泌尿科醫師的報告，男性不孕的發生頻度為百分之三十～四十。婦科醫師報告，不孕夫妻之間，男性的原因為百分之四十～五五。女性會到婦科檢查，男性則到泌尿科接受診察。

在我國綜合診斷男女夫妻的醫

療設施至今仍很少，才會出現這種結果。

男性不孕的原因百分之九十都是精子的問題。精子數目較少，無法製造精子等精子造精障礙為主要原因。障礙的程度各有不同，不過大多數的患者精液量都減少了。

精子是由睪丸製造出來的，在睪丸中充滿製造精子的細胞，不眠不休地製造精子。生產精子的命令則由間腦下垂體來支配。生產量則是基於男性荷爾蒙的分泌量來計算，並加以調整，保持一定的程度。

正常的精子數廣泛使用的是WHO（世界衛生組織）的數值。現在，正常值認為一cc中，有二千萬個以上。

實際上，這數值是比數年前更為降低的數值。以前，認為一cc中有五千萬個以上才是正常值，即男性精子數目出現世界性的減少傾向。

Coffee Break

精子減少的情況……

只作過一次精液檢查，就診斷為精子減少症，真是太危險了。因為精子減少或精液量不足，有時候會受到以下因素的影響：

‧感冒、流行性感冒、發燒時。
‧罹患感染症時，尤其是白血球上升時，拔牙、指甲脫落時或腫疱化膿時。
‧缺乏鋅或維他命，尤其是維他命C、B群。
‧抽煙過量、宿醉、服用鎮靜劑時。
‧高血壓，服用胃潰瘍藥物時。
‧壓力、睡眠不足。
‧對於檢查的緊張、不安。
‧長距離旅行後。

如果出現以上的情形，則精液、精子都會有減少的傾向，所以不要以一次的診斷為準，而要再次接受檢查。

2、男性身體的構造

■精子與精液

為了更深入了解男性不孕，知道男性身體的構造是非常重要的。

含有精子的分泌物稱為精液。精液由二種成分所構成，精液中百分之九十九以上為精漿液體，細胞精子不到百分之一。精漿是由輸精管、前列腺等的分泌物所混合而成的。精液也貯存、分泌體內所吸收的有害物質，因此，對於精子活動會造成不良影響。精液具有獨特的腥臭味，在德國將其稱為栗花味。

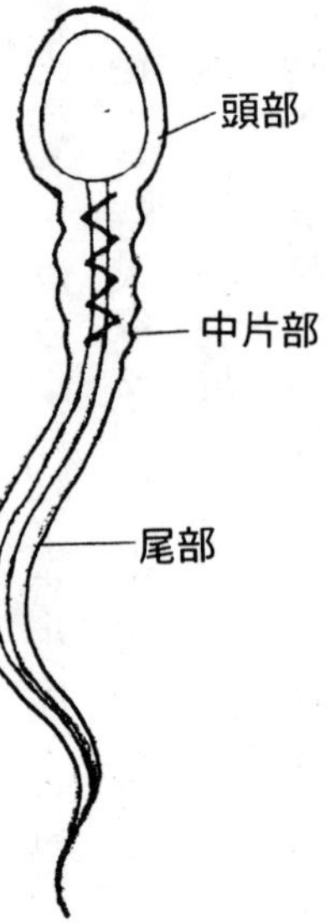

人類的精子

表9　表示精液狀態的用語

normozoospermia(正常)：	符合表 8 的基準
oligozoospermia(缺精子症)：	精子濃度為 $20\times10^6/m\ell$ 以下
asthenozoospermia(精子無力症)：	前進的精子為 50%以上，或高速直進的精子不到 25%
teratozoospermia(畸形精子)：	畸形精子達 30%以上
oligo-astheno-teratozoospermia (缺精子、精子無力、畸形精子症)：	精子濃度、精子運動率、精子畸形率全都異常
azoospermia(無精子症)：	精液中沒有精子
aspermia (無精液症)：	無法射出精液

精液約擱置五分鐘就會凝固，十五～二十分鐘以後會液狀化，而成為均勻的液體。只有人類的精液才會出現這種現象。

一次射精的精液量為二～六cc。有些研究者認為，一cc以下的精液量很難懷孕，有些研究者則認為精液量不會影響妊孕性。

每位男性的精液特徵都不同，因此和指紋一樣，可以用來判別個人。

根據金氏記錄，男人終其一生的射精量，一生中性行為的次數為五千次，所以一次的射精量為三cc時，大略估計一生的射精量中，含有十五ℓ的精液。

正常精子的長度約五十微米，為一㎜的二十分之一（前頁為精子圖）。頭呈扁平，長約四．五微米，寬約二．六微米。內部充滿著來自父親的遺傳情報DNA。頭部前端存在著含有豐富特殊酵素的頂體膜，

人類的造精過程

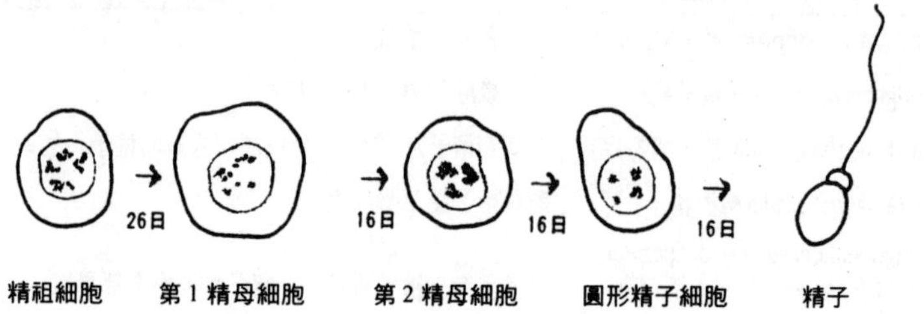

對於受精有很大的幫助，尾端則含有運動所需要的豐富酵素。

■精子的命運

為了瞭解男性不孕，首先敘述一下精子的命運。

在母親的胎內中，人類男性的精子就已經開始製造了。但是真正的活動期是從青春期以後才開始的。對男性而言，第一次的射精與女性的初經一樣，是重大的事件，表示今後將可以進行真正的活動。

精子是由精母細胞分裂而變化為精子的。變化在睪丸中需要花六十天的時間，精子要通過附睪和輸精管，需要花十～十四天的時間。最後儲存在附睪的尾部，精子在此等待直到射精為止，因此一個精子到射精為止，約需七十天的時間。此外，精子從分裂的開始到發生為止，要一直接受腦的支配。

一旦經由性行為、手淫，以及強烈的性刺激而達到高潮時，精子就由附睪通過尿道，強力排出。這時，精囊或前列腺的分泌物與精子混合，形成精液。一次的射精為二～六cc，呈白色，具有獨特的腥臭味。

含有精子的精液在青春期以後，直到六十歲為止，都能夠生產出來。不過具有個人差異，有的人在七十歲時還會生產出來，但是排出精液需要勃起。男性隨著年齡的增長，射精和勃起能力會減退。

經由性行為射精至女性陰道的精子進入子宮內，要到達輸卵管深處三分之一為止，需要游十三～十五公分的距離。這距離相當於精子長度的三千倍。如果男性的身高為一百七十公分，大約需要五千公尺的運動量。

剛射精以後一cc中五千萬個以上的精子，到達輸卵管的只有數百～數千個，能夠受精的只有其中的一隻而已。

■男性的外性器

外性器分為陰囊與陰莖。

陰囊在拉丁文中為SCROTUM，有「皮膚」與「隱藏」之意。英文稱為P

5000
m
GOAL

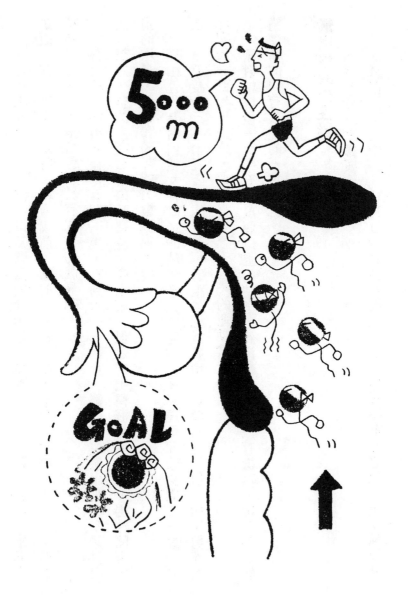

OUCH，意即「含有重要的東西」。陰囊與一般的皮膚不同，非常具有伸縮性，能使容積產生變化。陰囊內的睪丸會對於溫度的變化產生敏感的反應。一旦高溫時，精子的造精能力減退，因此溫度升高時放鬆，寒冷時收縮，皺紋增多。

陰囊與精子的製造有密切的關係，同時也具有使生產的精子維持在一定溫度內的保溫箱的作用。

表10　放鬆時與勃起時陰莖的大小

	放鬆時	勃起時
陰莖長	7.5cm	12.7cm
陰莖周	6.5cm	11.5cm
陰莖容積	47.1cm^3	133.6cm^3
膨脹率	2.8－3.1	

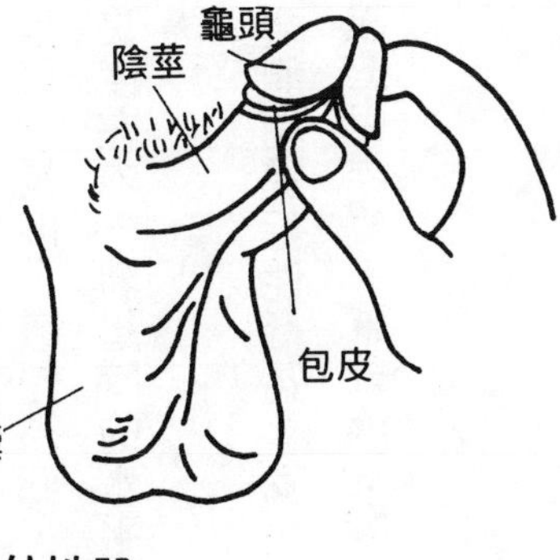

外性器

你是否知道陰莖的測定有一定的基準呢？平均的測定法為：①年齡從二十一歲到四十歲為止、②測定為十二月、一月、二月的正午到下午四時之間進行、③室溫為攝氏十二～十四度。根據測定，國人的陰莖尺寸長度，最短為四．三公分，最長為十五．八公分，並沒有包含勃起所拉長的長度在內。勃起時的水平角度為四十五度以上者，佔整體的百分之十五～百分之二十。

但是實際上這些與妊孕性完全無關，只要能夠進行性行為，就沒有問題了。當然，如果太在意大小或形狀，而感受毫無意義的自卑感，就會成為嚴重的問題了。

■勃起與射精的構造

陰莖的勃起是經由性興奮等而刺激骨盆神經，動脈血流入海綿體而開始的。靜脈同時承受強力的壓迫，使得血液的回流受阻。靜脈血雖然血液循環沒有完全被遮斷，但是只有少量的動脈血流入，就能夠持續維持勃起。

當性興奮停止時，靜脈的壓迫消失，流出的血液量增加，就無法維持勃起了。

射精是性慾中樞受到刺激，傳達到勃起中樞，蓄積刺激。超越某一點時開始爆發，而引起射精。刺激的蓄積越多，則性的滿足感越大。

男性性刺激的構造

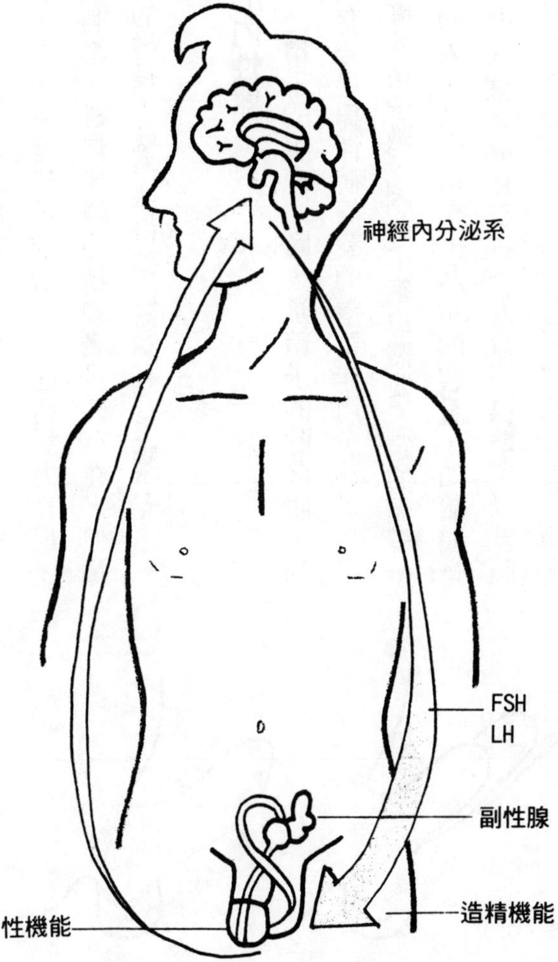
神經內分泌系
FSH
LH
副性腺
性機能
造精機能

年輕時，容易蓄積這種刺激，所以會一舉產生爆發開放。爆發的性滿足感大約是在一～三秒鐘內發生的事。男性隨著年齡的增長，射精能力衰退，無法蓄積刺激。雖然伴隨的精神滿足感存在，但是隨著年齡的增長，就很難得到肉體的滿足感了。

■重要的內性器

睪丸是精子的生產工廠，是精子的貯藏庫。同時，也具有分泌男性荷爾蒙的重要作用。為了生產出某種程度的精子數，因此工廠也需要一定的規模。一個睪丸的大小為十二～十八mℓ的容量，如鵪鶉蛋一般大，重量為二十g左右，大致的標準可以參照附錄的睪丸大小測定器。利用卷末的睪丸大小測定器測量。如果是Ⓑ以下的大小時，則精子的生產稍有困難，需要接受泌尿科的診察。如果是四十g以

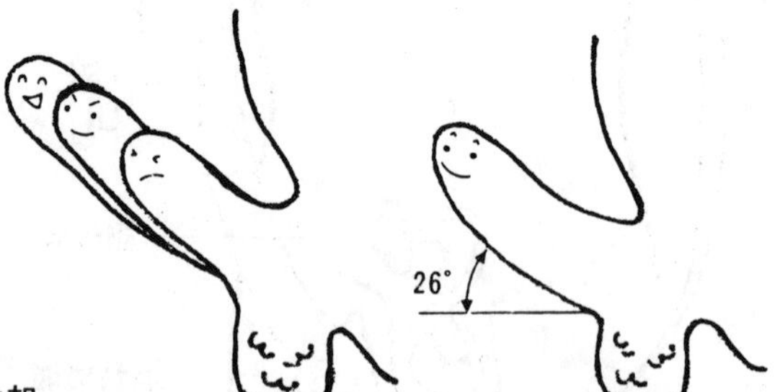

勃起

上的大小，用睪丸測定器測定為Ⓓ以上，但是不會覺得疼痛，則可能是陰囊水腫，一定要接受專門醫師的診察。

睪丸收藏在體內最涼爽的場所。哺乳動物的睪丸必須保持低溫，否則無法順利生產精子，因此陰囊內比體溫約低五度。

本書的封底彩圖為溫度較高的睪丸與能保持比體溫溫度更低之睪丸的溫度記錄照片。睪丸是由二〇％的固體成分與八〇％的水分所構成的。睪丸中有透明質酸酶酵素，這酵素是精子進入卵子時所需要的物質。

所分泌的男性荷爾蒙則是形成男性特徵所需要的荷爾蒙。睪丸上方有長三公分，寬一公分左右的柔軟體，稱為附睪。能夠使睪丸所製造的精子成熟，精子通過附睪期間，成熟完成。精子通過附睪需要花八～十五天的時間。

Coffee Break

男人真痛苦　其一

使男性具有自信的根源之一為精力。沒有強健的精力就不等於是強健的男人，男性之間深信這一定律。

但是精力強卻不見得是造精能力高，因此，一旦醫生診斷為精子減少症時，男性絕對不願意承認。女性欠缺生殖能力或荷爾蒙異常時，會保持冷靜，認為這是一種疾病。

一旦男性知道自己的生殖能力較弱時，即使腦海中了解，可是男性的心卻不了解這一點。生殖能力弱，似乎就等於否定了男性本身，這時一定要拂開「自己不是男人」的精神打擊，拿出勇氣來接受治療，這才是真正的「男子漢」的表現。

男性社會的偏差紊亂了男子漢的定義，所以各位不要忘記精子減少症不只是疾病，甚至可能會侵犯心靈。

3、擔心的男性不孕Q＆A

到目前為止，很多的男性患者問了我很多的問題。其中最常問起的問題如下：

〈日常生活的Q＆A〉

Q　請說明抽煙的影響。

A　在這世界上如果醫生說抽煙是件好事，可能他是一位密醫。一般的論點是抽煙會導致肺癌或對於血壓的影響等等，都沒有好處。不只是對於本人，對於周圍的人，二手煙也會造成影響。

尼古丁對男性「百害而無一利」。這是因為尼古丁會直接攻擊睪丸細胞，增加精子的畸形，使精子的運動性減退。同時，大量的尼古丁會使性慾減退。

尼古丁有收縮血管的作用，而女性的子宮或卵巢血管一旦收縮，會導致缺氧。缺氧的血液循環場所，就會在局部發生大量的活性氧，而使局部受損。同時，會阻礙受精卵的細胞分裂，對於著床部位造成不良影響。尼古丁的收縮作用會阻礙輸卵管的運動，以及整個受精過程。

Q　父母親建議泡溫泉，請問有效嗎？

A　據說在日本各地有對於不孕有效的溫泉。關於溫泉治療的直接效果，目前並沒有關於不孕的資料。但是泡過溫泉以後能夠消除壓力，就能夠產生安心感，適合於轉換心情。精神安定就能夠消除自律神經失調的問題，使排卵狀況良好。此外，住在當地也許可以進行一～二次的性行為，當然也是懷孕的機會。

Q　朋友說停止不孕治療，反而容易懷孕，這是怎麼回事呢？

A　可能是因為長期的不孕治療產生精神壓力，而製造出不孕狀態吧！

雖然沒有科學根據，可是有的人從壓力中解放出來的瞬間，就能夠懷孕。根據我的經驗，接受了十年的不孕治療，最終決定二人度過一生而放棄治療的伴侶，後來告訴我第二個月就懷孕了。

這例子就是因為解放感容易製造出懷孕的狀態所致。還有一個例子就是八年來，進行五十二次人工授精卻無法懷孕的伴侶，只能夠接受體外受精，因此來我的診所。預備診察終了以後，因為他們想趕緊進行，所以從第二個月起，開始為他們安排體外受精的時間表，當月就成立了自然懷孕。

這例子就是因為接受體外受精的安心感，以及不必再接受人工授精的解放感，而造成自然懷孕。

Q　喝酒對不孕會造成何種影響呢？

A　適量的飲酒會使性慾亢進，掩飾雙方的羞恥心，的確具有好的影響。但是一定要適量。此外，有報告指出，酒對於男性機能會產生一些影響，但是並沒有與女性不孕有關的報告出現。

Q　丈夫有點肥胖，對於不孕是否會造成影響呢？

A　血中膽固醇或中性脂肪值較高的人，精液中的脂肪較高，會阻礙精子的運動。這時，可以藉著食物療法降低血中膽固醇值，提升精子的運動性。因為肥胖而肝臟荷爾蒙代謝不良時，女性荷爾蒙增加，精子生產減退，性慾減退，所以要利用適當的運動減肥。

女性的肥胖會阻礙排卵，所以還是要維持適當的體重。

〈性生活的Q＆A〉

Q　冷感症與不孕有關嗎？

A　冷感症與不孕不能說有關，但是對於性行為抱持嫌惡感，拒絕性行為，當然性行為的次數減少，無法擁有滿足的行為，就不容易懷孕了。

同樣地，如果把性行為視為是一種義務，沒有性興奮時，也不利於懷孕。

男性冷感症的治療法要讓男性藉著性刺激較多的話題，或是與性行為有關的書籍和錄影帶等，提高性興奮。在安靜的房間聽一些美妙的音樂、昏暗的照明等都有效。男女都要去除失敗的不安感，這一點非常重要。要治療男性的冷感症，雙方的體貼非常重要。雖然有性興奮，但是還是沒有感覺時，使用按摩棒、振動器等都有效。此外，雙方也要經常把自己的感覺告訴對方。

插入時的體位以女性上位較好，插入後也要把雙方的感覺和舒服的感覺告訴對方。然後女性的腰部要前後擺動，男性集中精神達到高潮的話，則男性的腰部也會開始擺動。到最後階段，從女性上位變成朝向側面的體位。採取能夠控制身體活動的姿勢，就更容易達到高潮。如果達到真正的放鬆狀態時，高潮也會迅速到來。只要出現過一次的高潮以後，較容易產生高潮。

（早洩的治療）

①女性在男性上方，
跪膝，插入陰莖。

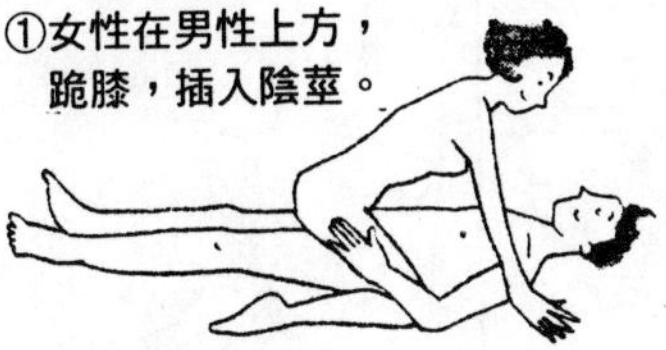

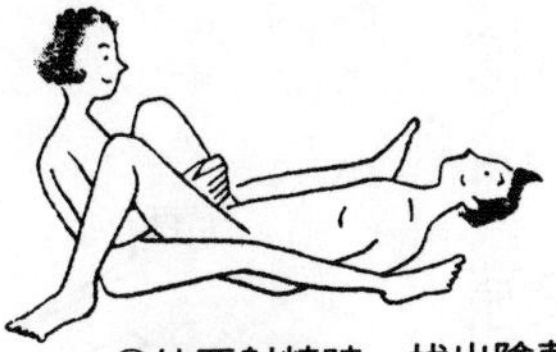

②快要射精時，拔出陰莖，
緊握前端。

（冷感症的治療）

①雙方放輕鬆，
刺激身體。

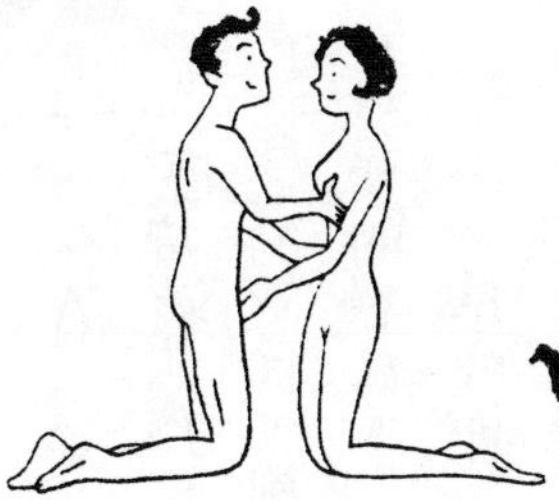

②女性在男性的上方，插入陰
莖。如果情緒亢奮，則扭動
腰部。

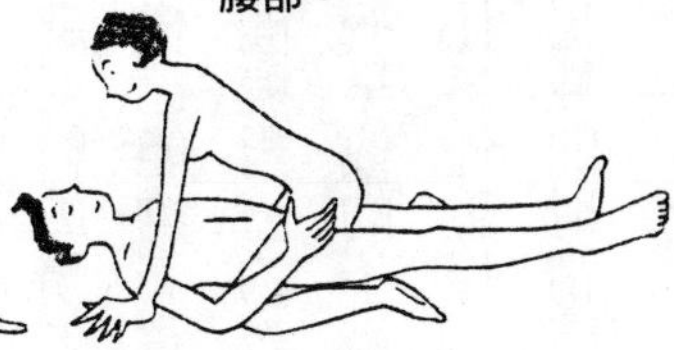

③兩人都側躺，變化為側躺的體位。

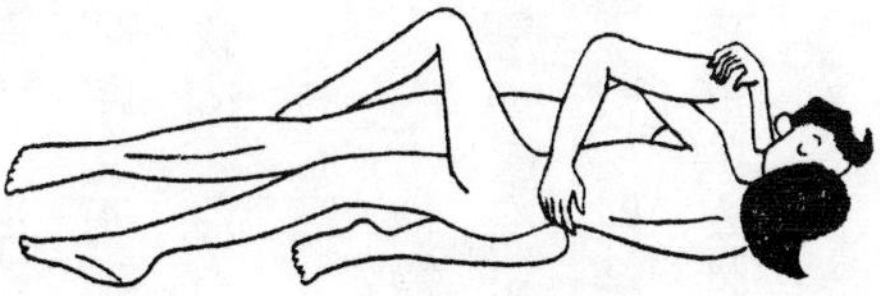

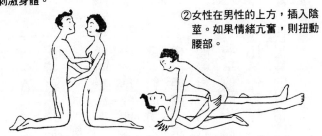

Q　因為早洩而感到煩惱，請告知治療法。

A　早洩被視為是文明社會病，是現代人特有的疾病，你知道這一點嗎？在文明不發達的時代，例如：一世紀以前的國內，沒有這樣的想法。

早洩即『陰莖插入陰道內，三十秒鐘內就射精的情形』。女性的定義則是『還沒達到自己能夠滿意的插入時間就射精了』。射精時間與對方的教育程度成正比，高學歷的女性對於早洩的不滿度更高。一般而言，女性的高潮比男性更慢（上圖），男性當然要努力地使女性達到高潮，但是如此一來，會加快男性的射精時間，所以早洩真正的定義不是由時間來決定的，而是由女性來決定的。

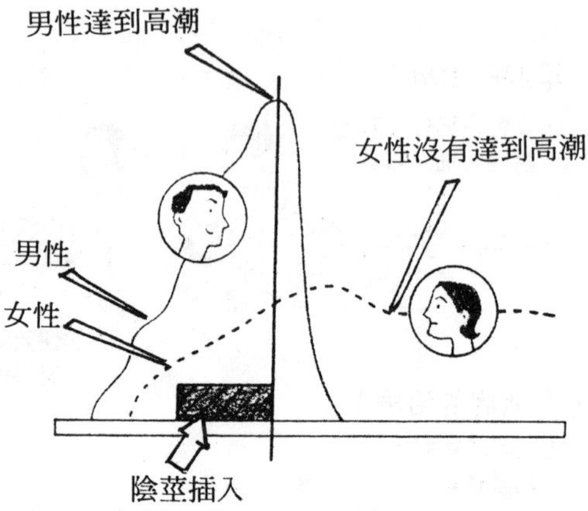

早洩

病態的早洩則是在插入前就射精的情形。插入之前就射精或只用手觸摸就射精。嚴重時，甚至只是幻想就會「射精」。病態的早洩原因很多，大都能夠藉著訓練來克服。

防止早洩的技巧通常是使用擠壓法。射精在剛插入以前與插入以後所受的刺激最大。這時候，一旦為了射精而開始收縮時，不論怎麼做都無法控制了。因此擠壓法的目的就是使男性在剛插入以後的刺激平靜下來，最重要的是要平靜剛插入之前的刺激。男性剛插入以後就拔出陰莖，女性如圖所示，擠壓陰莖三~五秒鐘。休息一陣子以後再插入，這時只有男性輕輕扭動腰，而女性不要運動，這一點很重要。

射精感出現時，再拔出陰莖，用同樣的方法壓迫。壓迫的不是陰莖的根部，而是龜頭。以這種方式就能夠產生自信，利用側臥位插入；如果是女性上位、男性上位，則是難以控制射精的體位。

利用這方法，二週以內百分之九十以上的伴侶，就能夠熟悉如何控制射精了。

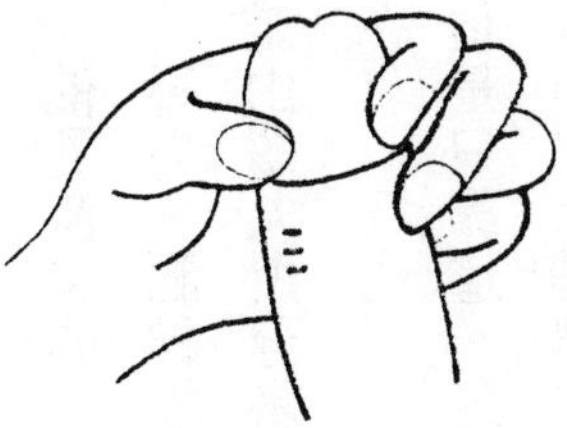

擠壓法

Q　沒有性慾該如何是好呢？

A 性慾藉著性的刺激、幻想、視覺刺激等而增強。而性慾荷爾蒙支配則是由睪酮和催乳激素的平衡所構成的。催乳激素的分泌變動激烈，會受到生物體規律、飲食、壓力、腦神經緊張等的影響。催乳激素的分泌異常增高時，就會造成陽萎。睪酮是由睪丸所分泌出來的，睪酮的分泌是藉著在睪丸的生產及來自腦的命令所保持的。

但是只靠這一些事項，還無法說明性慾。性慾是受到自律神經的支配與精神的影響，所以大腦興奮具有重要的作用。性慾的原動力是荷爾蒙，而控制荷爾蒙的則是精神作用。性慾的減退就意味著精神的衰弱與肉體的弱體化。要解放壓力，保持身心的年輕，才能夠使性慾亢進。

Q 請說明一下性行為次數與懷孕的關係。

A 男性的精子約需七十天才會成熟。為了保持精液內的濃度穩定，至少需要休息二天。平均為四～六天。即使超過七天才射精，精液也不會濃縮。此外，精液連續三天射精的話，到了第三天，精液就會稀薄為第一天的四分之一。當然，也受到年齡的影響，但是性行為的次數一定要和自己的體調商量以後再決定。

Q　無法在陰道內射精，該怎麼辦才好呢？

A　首先，由女性用手刺激陰莖，在陰道外射精。使用按摩棒有效。到了下一階段，女性跨坐在男性上方，同樣地使用按摩棒或用手使陰莖勃起。在接近高潮之前引導男性，等到接近高潮時，立刻把陰莖插入陰道內。重點即要以相同的速度、節奏來引導。這方法多用幾次，就能夠在陰道內射精了。

Q　有沒有客觀判斷性能力的方法呢？

A　精子的狀態、睪丸的正確容積、精索靜脈瘤的有無等的診察，必須由泌尿科醫生來診治。性的自卑感的有無或潛藏在深層心理的意識，則必須要去拜訪專門的心理醫師。但是為各位介紹一項在家中可以進行的檢查。關於睪丸大小測定器，請參照書末。在此，我們建議的是精液狀態點數表，以及性機能調查表。

性機能點數表是由四項檢查項目所構成的，再將其細分為六項，每一項目中都準備好四個答案。

六項中，如果有一項為0點時，則性機能需要接受專門醫師的治療。如果合計為七點以下時，還是要接受專門醫師的診察。八點至十一點需要注意，十二點以上為合格，可以用來進行自我狀態的認識與調查。

表11　性機能調查表

①		性慾（想進行性行為或接觸女性的慾望）如何？	1. 正常……3 2. 稍微減退……2 3. 幾乎沒有……1 4. 完全沒有……0
② 勃起	A	進行性行為時，勃起狀態如何？	1. 勃起正常，能夠持續進行性行為……3 2. 勃起力較弱，雖然能夠插入陰道內，但是覺得有點困難……2 3. 勃起力較弱，能夠插入陰道內，但是在中途萎縮……1 4. 不論給予任何刺激都無法勃起，或者幾乎不會勃起，所以無法插入陰道內……0
	B	手淫時的勃起狀態如何？	1. 只接觸陰莖就能立刻勃起，具有足夠的持續力……3 2. 刺激時會勃起,但是勃起力不夠……2 2. 即使給予相當大的刺激，但是只能夠勃起一點點，不具有持續性……1 4. 給予任何刺激都無法勃起……0
③ 射精	A	射精狀態如何？[符合(1)的人在1、2中打✓，符合(2)的人在3、4中打✓]	(1) 有射精 { 1. 精液量正常……2 { 2. 精液量較少……1 (2) 無射精 { 3. 雖然有高潮，但卻沒出現精液……0 { 4. 無高潮……0
	B	到射精為止的時間如何？	1. 正常……3 2. 稍快或稍慢……2 3. 相當快或相當慢……1 4. 瞬間射精或再久的時間也不會射精……0
④		高潮（絕頂感）如何？	1. 充分具有高潮……3 2. 減退……2 3. 相當減退……1 4. 完全沒有……0

第三章

男性不孕與其原因

製造精子與射精的構造，是受到腦與睪丸的支配。男性不孕的原因很多，有時候原因不明。

表12　不孕的病因與關連因子

病　因	關　連　因　子
造精機能障礙	隱睪 Klinefelter 症候群 精索靜脈瘤　化學療法劑　放射線 溫熱　重金屬　睪丸炎　睪丸扭轉症
精子輸送路線的通過障礙	輸精管缺損　副性器的發育不全 附睪炎　輸精管炎　前列腺炎 輸精管切斷
精子機能障礙	感染　免疫因子

1、無精子症、精子減少症、精子無力症

前章已經敘述過，男性不孕的原因約百分之九十是精子的問題。精液中完全沒有精子的無精子症，或是精子數不足以懷孕的精子減少症，缺乏運動能力的精子無力症和其他像畸形精子較多的畸形精子症，或是比較罕見的症例，如無精液症等都是。

即使精子沒有問題，如果精路感染引起輸精管閉塞，也會成為不孕的原因。此外，逆行性射精、性行為不順暢、性交障礙等，也是經常可以看到的。

在此詳細為各位說明。

精液中完全沒有精子，稱為無精子症。一cc中，精子為二千個以下時，為精子減少症。精子缺乏元氣，不具有受精能力，稱為精子無力症。

與其單獨探討問題，還不如一併地來探討較好。

男性不孕的原因

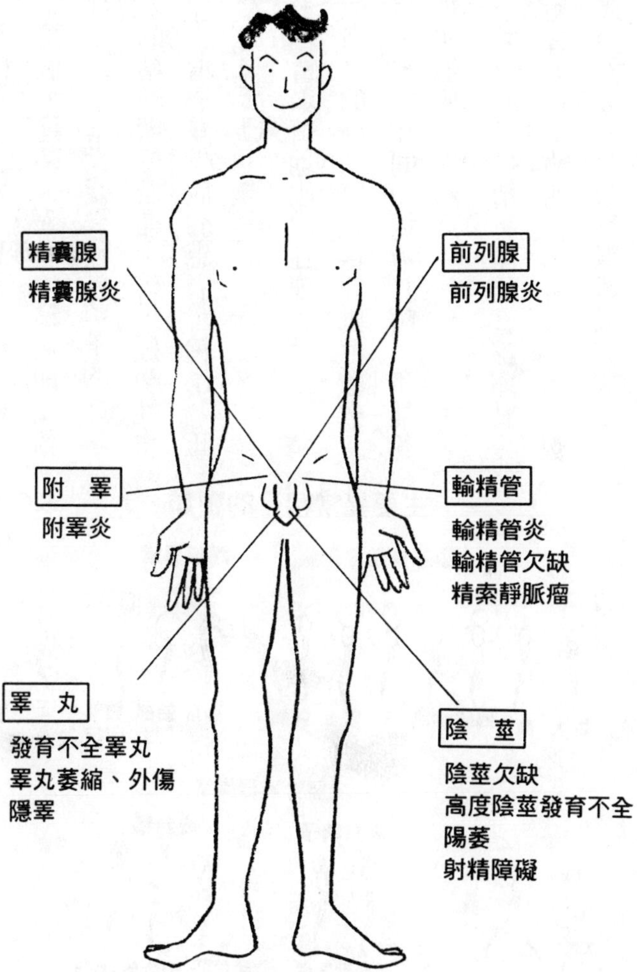
精囊腺
精囊腺炎
前列腺
前列腺炎
附　睪
附睪炎
輸精管
輸精管炎
輸精管欠缺
精索靜脈瘤
睪　丸
發育不全睪丸
睪丸萎縮、外傷
隱睪
陰　莖
陰莖欠缺
高度陰莖發育不全
陽萎
射精障礙

例如：正常精子A君的精子數假設為一億個，而精子減少症之B君的精子數假設為一千萬個。這時，A君的精液即使稀釋為十分之一，也能夠保持精子的妊孕性。B君的精子即使濃縮十倍，妊孕性也無法上升。精子減少症的患者，精子為正常的幾分之一而已。

這一點會顯著地出現在運動性上。精子減少症患者的精子，直線運動性較弱，搖擺不定，經常在同一場所打轉，不能夠進行快速的直線運動。

精子要與卵子受精，需要直線運動，要一直朝著子宮、輸卵管內游去。精子數較少，運動性較低，當然很難成立懷孕

此外，畸形精子的增加非常明顯。圖

主要異常精子的種類

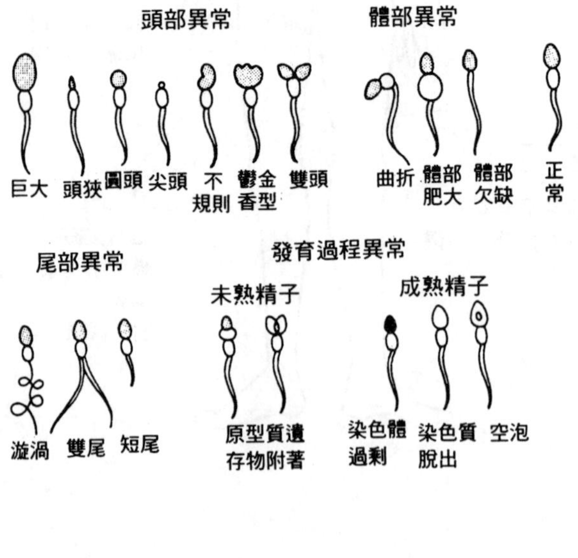

中所代表的是畸形精子。造精過程異常，就會製造出各種異常精子。

精子減少症不只是數目降低為正常的幾分之一而已，連製造的精子本身大都是異常的，所以欠缺受精能力的異常精子就非常多了。

・精子減少症的特徵不只是數目少而已。同時，運動精子數減少的情形與正常精子數的減少一致，相反地，畸形精子則會不斷增加。精子懷孕性減退，同時精液量減少。

無精子症、精子減少症、精子無力症的原因，就是製造精子的造精機能受損，或是運送精子的運輸路線受損所致。全體中，百分之九十都是造精機能受損所造成的。

■特發性造精機能障礙

特發性即原因不明之意。因為某種原因而沒有精子或精子減少，佔整體的百分之八十，但是有一些還是有明確的原因。

●隱睪症

睪丸沒有下降，停留在腹腔內的狀態。由於睪丸經常保持溫熱，因此無法製造出精子來。有時，溫熱睪丸細胞可能會變化為癌。

●染色體異常

染色體異常而導致精子減少，這需要經過特殊的檢查，頻度為百分之二以下。染色體異常中，最多的就是克蘭費爾特症候群，導致睪丸較小，乳房稍微突出或出現無精子症的症狀。

作染色體分析時，為四十七ＸＸＹ。百分之十的無精子症患者中，發現有這種情形。關於檢查的必要性，最好和主治醫師商量。

●精索靜脈瘤

這是因為睪丸周邊的靜脈出現血液循環不全，靜脈瓣機能異常等，而使睪丸溫熱，佔全體的百分之二十。以解剖學的關係看來，左側較容易發生。但是兩側的睪丸都有靜脈瘤的患者也不少。

這疾病無症狀，不痛不癢。只有在接受睪丸部的診察時，才被發現的例子很多。

自己檢查的方法就是使用睪丸大小測定器。與測定睪丸大小是同樣的，在沐浴後進行。沐浴後仰躺。保持仰躺的狀態，先把右側的睪丸拉至大腿根部，套在測定器稍大的一方。

仔細觸摸比測定器更凸出部分的睪丸，在睪丸上方有稱為附睪的大小為睪丸三分之一所擁有的紡錘形的組織，就好像跨在睪丸上的狀態一樣。精索靜脈瘤則會發生在從附睪周邊到大腿根部的位置，在這階段應該就可以發現了。

其次，站起來，朝著睪丸用力。如果有靜脈瘤，就會明顯出現，左邊也以相同的方式來進行。有精索靜脈瘤的睪丸比正常的睪丸溫度約高攝氏三～六度。精子造精需要低溫，因此疑似精索靜脈瘤時，一定要接受泌尿科專門醫師的診察。

有時候，精索靜脈瘤需要動手術，手術後百分之六十以上精子數都會恢復。

Coffee Break

精神原因也會導致不孕

相信大家都有過因為精神壓力，而導致體調崩潰的經驗。人類是難以抵抗壓力的動物。精神壓力對於女性的身心會造成影響，所以不受到來自周遭的壓力阻礙，才是使治療獲得成功的重點。

以日本的國情而言，也許最大的壓力來自家族關係。

不只是公婆而已，連娘家的母親也可能成為治療的阻礙。一方面要承受來自公婆的無言壓力，另一方面娘家的母親可能會陪著到醫院接受診察。雙方的父母親可能會給予「有益」的建議……。精神壓力對於排卵造成不良影響，可能誘發輸卵管痙攣，所以要相信自己的伴侶和醫師，不要聽那些「有經驗的外行人」的話……。

2、二十歲以後的腮腺炎很危險

四十度以上的高燒持續一週以上，精子造精細胞受到破壞。成人罹患腮腺炎時，大約二十%以上都會引起睪丸炎。如果睪丸炎只出現在一邊，對於精子數並不會造成影響。如果兩邊的睪丸都發炎，就會形成無精子症。

即使睪丸都發炎，如果持續發燒一週以上，也可能會出現精子減少症或無精子症。除此以外，還有先天性睪丸發育不全，或是腹股溝疝手術後遺症等，也是原因之一。

成人的腮腺炎會出現：①輕微發燒、②頸部周圍淋巴節腫脹、③喉嚨痛、④類似感冒的症狀，但是並沒有典型的症狀。這時到內科接受診治時，同時也要接受泌尿科專門醫師的治療。

●感染症所引起的高燒障礙及其他疾病

高燒疾病會造成精子暫時減少。

高燒與對於妊孕性會造成影響的疾病，包括流行性感冒、下痢（細菌性、病毒性）、感染性面皰、牙周病、傳染性單核病、E－B病毒病等。

此外，尿道炎、睪丸炎、前列腺炎等也是問題，在別項中為各位說明。

●化學療法

如果為了對抗惡性腫瘤而使用抗癌劑時，會使睪丸機能減退，而影響造精機能。男性大都是因為白血病而使用環磷醇胺、氨基甲葉酸等藥劑，百分之九十以上會引起精子減少症。這時，最好事先冷凍保存精子。

●放射線、電磁波、電腦

放射線與造精機能障礙的關係，從以前就開始受到注意。住在高壓線附近的男性精子異常、白血病增加；車諾比事件發生後，小兒白血病增加、畸形精子增加的報告，相信各位記憶猶新。

此外，最近擔心電磁波影響的報告陸續出現。微波爐、電腦畫面、隨身電話等，會發生電磁波的製品，在身邊很多。尤其電腦對於健康的危害已經受到警告了，與懷孕有關的問題，就是流產率的上升、新生兒障礙、男女不孕率的上升等。

對於女性的影響極大，雖然研究很進步，但是關於男性生殖器官的研究還不多。考慮到男性生殖器對於放射線的感受性極高，因此，可以考慮到以下的事項。

精子數減少，對於睪丸的損害，對於荷爾蒙平衡造成不良影響，對於精子染色

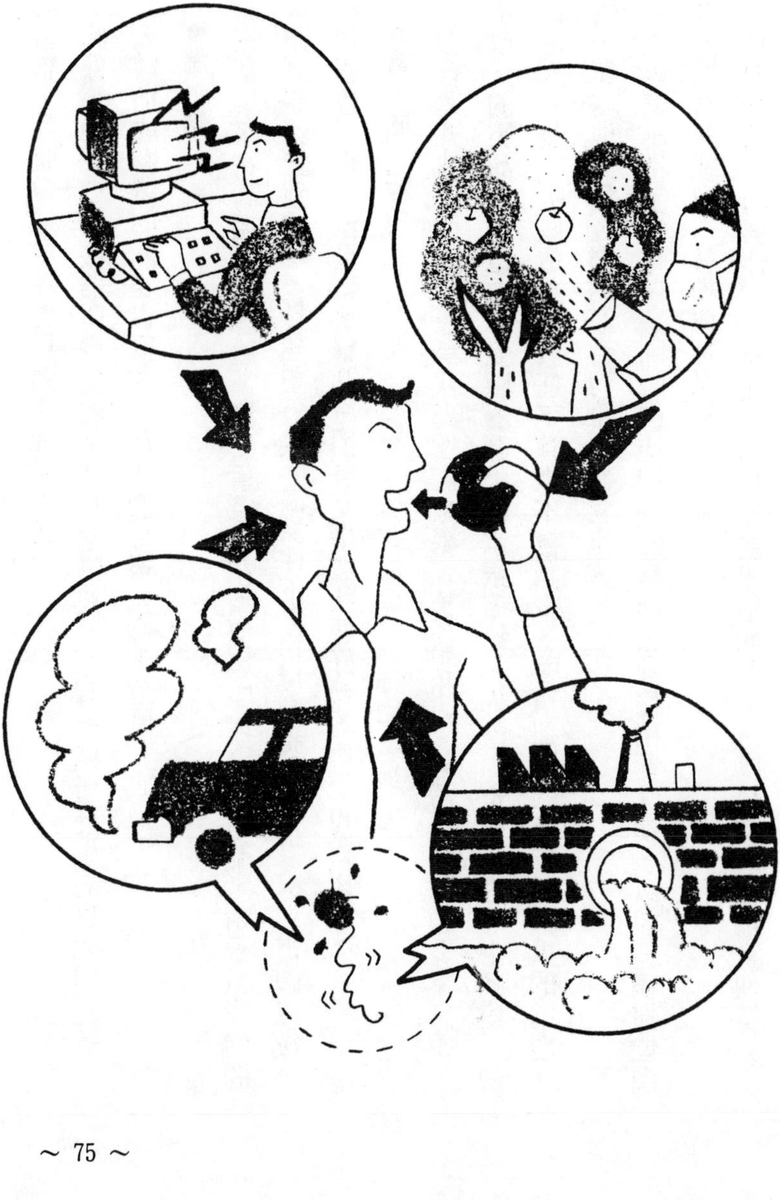

體的影響，同時會造成流產與新生兒障礙等。

此外，最近ＯＡ機器所發出的低電壓電磁波及電腦機械所發生的臭氧問題等，對於人體造成影響的問題也很多，在我們身邊充滿著危險。

●溫　熱

經常暴露在高溫下的鍋爐業務從事者或在調理場處理火的廚師，精子減少的問題早在以前就受到注意。實驗顯示在高溫條件下，精母細胞會受損。泡三溫暖以後，精液狀態會惡化，但是藉著睪丸冷卻會使精液狀態好轉的例子也曾出現。

●重金屬、煙

影響睪丸造精機能的最具代表性重金屬，就是鉛和鎘。鎘污染的問題非常嚴重。草率放置的製品或乾電池、變壓器漏出的水銀、鉛、鎘等，蓄積在地球上各處，最後會進入人體。這些重金屬放任不管也不會減少，蓄積在體內會成為嚴重的問題。最近，與其他微量金屬的複合污染也備受重視。

煙會誘發精子的畸形，同時會使精子的輸送路線輸精管受損。以前英國掃煙囪的人罹患睪丸腫瘤，曾經成為話題。

吸煙歷較早的男性，可能從十六歲起就開始抽煙了。成長期的抽煙會使睪丸受到尼古丁之害，也會成為精子減少的原因，這時要恢復就很困難了。煙的影響深遠，所以即使戒煙也不可能立刻產生效果。

●環境中的雌激素物質（女性荷爾蒙）

產業廢棄物中所含的雌激素物質，對胎兒會造成何種影響的問題已經備受重視。現在已注意到的是與腦和精子減少、睪丸腫瘤等有關。

洗劑、殺蟲劑、除草劑、化妝品中所含的界面活性劑（ＡＰＣｓ）的分解物，經由下水處理場處理以後，廣泛分布在水系環境中。這種分解物具有雌激素作用（女性荷爾蒙作用）。濃度非常濃，甚至有報告指出使魚呈現女性化的現象。據說美國的五大湖與佛羅里達的ＡＰＣｓ，導致鱷魚和龜、一部分的魚女性化。產業廢水中的雌激素作用物質，使佛羅里達的鱷魚生殖能力異常，數目減少；或者使生下的小鱷魚異常，這是非常著名的事件。

在自然界中的變化與精子數的減少傾向一致，與睪丸腫瘤具有平行關係。

植物中，尤其大豆中所含的雌激素物質具有防止癌發生的作用，尤其能夠預防乳癌的發生。

●肥胖、慢性病

極度肥胖或太瘦是不孕的原因。此外，高脂血症、代謝病、肝炎等慢性病也是原因。

●輸精管阻塞的疾病

雖然有造精機能，但是運送精子的通路產生障礙時，會出現以下的情形。

出現附睪炎、前列腺炎的情形時，會使輸精管阻塞，如果放任不管會引起睪丸萎縮，製造精子的能力減退，結果可能會形成無精子症。

此外，雖然有精子但是沒有精液的無精液症，大都是前列腺等疾病所造成的原因。沒有精液或精液太少時，很難射精。當然，精子活動遲鈍，會造成精子無力症。

最近，因為嫖妓而造成性病感染的患者增加。感染性病以後，輸精管阻塞時，即使動手術也很難再開通。

■尿道異常

尿道是精子的最後通路。即使具有造精能力，尿道先天畸形或後天狹窄，高度包莖粘液無法排出時，只能動手術治療了。

此外，有的男性先天沒有輸精管，在不孕患者中發現的機率為百分之〇・五。

關於這些精子問題，有很多人都來問我是否與職業有關。的確，比起從事肉體勞動的男性而言，以精神勞動為主的男性大都為無精子症。也許是與壓力或環境污染等有關，不過確切的因果關係不明。

Coffee Break

長期禁慾並不好

患者的誤解之一即禁慾期間愈長精子愈濃，應該會製造出很多的精子吧！

射精的精子可以受精的時間只有四十八小時。體內每天都會製造精子。沒有射精時，在附睪中會貯存一定數量以上的精子，這時在睪丸的精子製造能力就會減退，所以即使長期禁慾想要貯存精子，也是毫無意義的做法。

一週射精一次，才能夠有效地幫助睪丸製造精子。

3、陽　萎

性交障礙隨著無性生活的增加而不斷增加。先天性的性器發育不全、尿道下裂、短小等，無法插入陰莖，當然是不孕的原因。

男性很擔心陰莖大小的問題，但若是能以正常位插入陰道內就沒有問題了。女性的陰道長七公分，因此只要插入五公分就足夠了，即勃起的長度只要達到五公分就足夠了。

性交障礙分為陽萎（勃起障礙）與射精障礙二種。

■陽　萎

陽萎的原因，由器質性或疾病所造成的較少，大都是心因性所造成的。以往陽萎意即陰莖不硬而無法進行性行為，最近則泛指沒有想要進行性行為的心情，或即使射精也無法達到高潮的狀態。日本陽萎學會的定義則是『性交時無法達到有效的勃起，而無法進行滿足性交的狀態』，稱為陽萎。

勃起是由血液流入陰莖海綿體而產生的，六十歲以上的男性八十%會勃起。

陽萎因發症時期和原因，可分為四類：

⑴原發性陽萎　天生無法進行性交。

⑵續發性陽萎　有性交經驗，但是不可能性交。

⑶心因性陽萎　雖然勃起機能正常，但是因為早洩或女性恐懼等精神障礙，而無法勃起。

⑷器質性陽萎　由於陰莖血管、神經障礙、糖尿病、藥物障礙等，而無法勃起。由疾病所造成的陽萎，包括糖尿病、肝病、酒精依賴症等，這些人必須要傾注全力治療疾病。

心因性的陽萎，尤其在初期或暫時的狀況下，妻子的精神支柱是不可或缺的。溫柔體貼才是最佳的治療法。

對男性而言，陽萎就是「喪失男性資格」、「不是男人」的意思，是非常嚴重的煩惱。男性會因此而深受打擊，所以妻子絕對不要責怪丈夫或嘲笑他，否則會使其病情惡化，使男性產生自卑感，導致狀況惡化。要以溫柔的情愛使男性放鬆心情，以體貼的態度來對待他。

生殖機能沒有問題，但是自卑感不斷地增加，很可能會由輕症陽萎變成性神經

圖表 2　睪酮與勃起率的關係

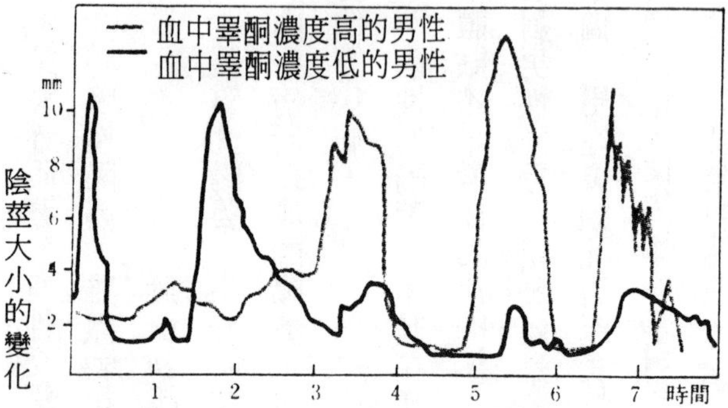

平均血中睪酮濃度較高的男性與濃度只有其一半的男性，睡眠中的勃起率會出現 3 倍以上的差距。

（根據共立出版『腦與性慾』）

衰弱。

陽萎的治療方針，為正確地診斷原因，同時進行勃起機能檢查。

正常的男性在夜間睡眠時，會勃起三～十次，稱為夜間勃起（nocturnal penile tumescence＝NPT）。

睡眠前可以配戴特殊器具，記錄NPT。因為也可以一併測定腦波等，所以診斷非常正確。可是使用這方法必須要住院，而測定的醫師也要終夜守候在側，所以並非簡單的方法。

簡便的方法則是使用郵票技巧，即在郵票的二端塗上漿糊，二端黏起來套在陰莖上。翌日若發現郵票環裂開，就可以診斷得知有夜間勃起NPT。

此外，還包括心理測驗、與心理醫師協談、陰莖血流量測定、腦下垂體荷爾蒙檢查等方法，藉此進行綜合的診斷。

心因性的陽萎精神療法有效。一般而言，心因性陽萎患者的不安和緊張感強烈，擁有無法啟齒的性煩惱，對性產生罪惡感或嫌惡感，或者對於性器的形狀和大小產生自卑感。只要找專門醫師或心理醫師來商量，問題就可以迎刃而解了。但是陽萎的治療包括性的問題在內，因此需要妻子的協助，夫妻間非性的接觸到階段性的性的接觸，可以循序漸進地同時治療。

專門醫師或心理醫師針對性的自卑感或煩惱，給予各種建議。有時候可以利用暗示療法等，使患者產生自信，這精神療法越早進行越有效。

心因性陽萎恢復較遲的例子可以投與男性荷爾蒙或性腺刺激荷爾蒙劑，進行增強性慾、勃起力、射精力的藥物治療。此外，也可以使用催淫劑來提高勃起力。

器質性陽萎的治療則需要在陰莖根部注射前列腺素等，經由這種注射可以持續二十分鐘至二個小時的勃起狀態。歐美的患者在進行性行為以前，也可以自行進行注射。國內幾乎沒有使用這種方法，但是輕易製造出完全勃起的狀態，已經非常普及了。

此外，也可以利用手術的方法，把軟管插入陰莖內，配合必要時使唧筒膨脹，使陰莖勃起的方法。這手術不會妨礙日常生活，但是這方法只是為了伴侶著想，並無法提高本人的性感度。

■射精障礙

即使勃起卻沒有在陰道內射精，就無法懷孕。

插入以前就射精是早洩；長時間進行性行為也不射精，稱為遲洩，這都是導致不孕的原因。

射精障礙的原因百分之九十是心理障礙所造成的。如果神經反射異常就不會勃起。如果可以勃起，其原因可能是心理因素所造成的。如果患者的性機能沒有異常，則要從其背景、性格問題、過去的性生活歷、手淫歷、青春時代的體驗、生活環境、現在的社會、經濟狀況、和妻子的關係等等，各方面來探討原因。

心因性射精障礙的治療與陽萎時同樣地，需要藉著心理醫師的心理療法，以及進行射精訓練較有效。

陰莖彎曲、陰囊疝、陰囊水腫、重症包莖等性器障礙時，要到泌尿科接受治療。

這些器質性的毛病幾乎進行手術就能夠消除。消除障礙能夠進行性行為，也能夠正常懷孕。如果覺得性器異常，要立刻接受泌尿科專門醫師的治療。

Coffee Break

男人眞痛苦　其二

精液檢查是最令男性感到屈辱的事。但是有些妻子認為女性所接受的檢查會產生疼痛感，而精液檢查應該是在很舒服的狀態下進行的。通常精液檢查是在上午進行。如果要在家中採取精液，上班前要在甚麼地方，廁所或寢室進行呢？總之，在忙碌不已的早晨中，即使沒有充分的性慾的狀態下，也必須要採取精液。如果在醫院裡採取，就必須在廁所裡或診察室的一角進行，所以無法達到舒適的射精。有的醫院會有採精室，裡面有錄影帶或貼一些裸照，然而在這時候看裸照也無補於事。如果要採取好的精液，不要只想到要靠妻子的協助。保持自然的心態接受檢查，如果無法射精就算了。今天不想這麼做也不要緊，如果努力也無法達到目的，那麼等明天、後天再做也無妨。保持這種想法，放鬆心情來進行。

4、最近注意到的問題

■逆行性射精

最近注意到的就是逆行性的射精。正常射精於射精時，膀胱的括約肌緊閉，利用尿道等的收縮，精液釋放出來。但是逆行性射精則是膀胱入口的肌肉沒有緊閉，所以精液釋放到膀胱內。排出於外的分泌物形成無精子狀態。這疾病藉著確認尿中有精子存在，就可以加以診斷。佔男性不孕的百分之三～四。此外，即使頻頻進行性行為，但是精液稀薄，也視為男性不孕的症狀之一，必須注意。

■精子免疫

檢查並無異常，但是為何無法懷孕呢？原因之一即精子免疫。

一旦罹患腮腺炎以後，就會免疫，不會再罹患。身體具有這種防衛構造，但是有時候即使是對身體無大礙的東西，也會產生排斥反應，如過敏和蕁麻疹等。

精子免疫即精子成為抗原，與女性體內的抗體結合，而奪走了精子的活力所造成的。一旦運動能力減退，當然就不具有懷孕的力量了。

Coffee Break

表 13　抗精子抗體的檢出法

1. 觀察抗體生物活性的方法
   1) 精子凝集試驗
      a) Tube-slide 法
      b) Tray 法
      c) Gelatin 法
   2) 精子不動化試驗
   3) 受精阻礙試驗
2. 檢出精子結合抗體的方法
   1) Mixed antiglobulin（MAR）測驗
   2) Immunobead 測驗
   3) Radiolabeled antiglobulin 測驗
   4) 間接螢光抗體法
3. 與精子或其抽出抗原產生反應的抗體驗出法
   1) ELISA 法
   2) 感作血球凝集反應

何謂抗精子抗體

細菌或病毒等侵入人體時，為了保護身體會製造出抗體，這是眾所周知的。

對於精子而言，人體偶而也會把精子視為異物蛋白質，而形成抗體。女性的身體一旦出現抗精子抗體時，就會使精子凝集，無法動彈。不僅會阻止精子進入子宮內，甚至有殺死精子的力量。女性的身體會形成這種抗體，是因為頻頻接受人工射精或因為某些關鍵所造成的。

男性則可能因為輸精管閉塞或睪丸發炎，而製造出抗體來。抗體包括精子不動化抗體、精子凝集抗體等。

同樣的患者也會有抗體較高的時期與較低的時期，會產生變動。治療方面，以體外受精是較有效的方法。此外，利用保險套療法等，有時候也能夠自然懷孕。

5、外傷、受傷

最近，在日常生活中納入健康生活的男性比以前更多了。但是過度的肉體運動有時候會降低妊孕性。與運動有關的毛病，就是使生殖機能減退，或者因為發炎而引起後遺症。特別嚴重的問題就是運動傷害所引起的毛病。

運動傷害當然是因為運動而產生的，尤其危險性較高的就是團體運動。例如：①美式足球、②籃球、③曲棍球、④棒球、⑤足球等，在衝撞時容易引起意外事故。

此外，根據最近的研究發現，騎自行車也容易成為引起男性不孕原因的障礙。在一週內騎一五〇公里以上，危險性會增大。一旦騎自行車時，睪丸、前列腺等受到摩擦或撞擊，會使微血管或神經麻痺，而形成造精障礙或陽萎等。過度的自行車運動會造成：①睪丸周邊的感覺麻痺、②運動後的勃起不全、③睪丸周邊的疼痛等等，這時可能會引起陽萎，必須要注意。

●障礙部位與生殖

依受到外傷部位的不同，有可能引起各種障礙。

附睪破裂　附睪受損時，有可能會影響精子成熟。

睪丸靜脈龜裂、損傷 靜脈損傷時，會引起睪丸的營養障礙與精子輸送障礙。

睪丸破裂 一旦睪丸破裂時，會使精子的生產受損，同時也會停止男性荷爾蒙的分泌。睪丸破裂的治療要動摘出手術，但是如果還留下一個睪丸，還能確保男性機能。

前列腺損傷、精囊腺損傷 這二種器官都與精液的產生有關。此外，有時候會引起射精障礙與漏精液。

膀胱損傷 一旦膀胱受到損傷時，與勃起、射精有關的神經會受損。此外，也可能會引起逆行性射精。

脊椎損傷 脊椎損傷與背骨骨折引起下半身不遂，無法進行性行為也無法控制射精。

陰莖損傷 平常很難發生陰莖損傷的情形。在勃起時如果加諸力量，可能會導致折斷或血管斷裂。陰莖是由血管、軟部組織、海綿體所構成的，因此一旦折斷時，就會形成裂傷。治療方面需要動手術。

●健康運動、有氧運動障礙

過度運動容易引起損傷，慢跑或有氧運動在運動中，陰部可能會覺得疼痛。

健康運動可能會使得睪丸周邊的溫度上升，而影響精子生產和精子運動。睪丸的溫度必須確保在比體表溫度低攝氏二度~四度左右，這是精子的生產與保存所必要的系統。

溫度上升會減少精子的生產，同時有可能使精子停止生產。附睪能促進精子的成熟與給予精子運動能力。但是高溫時，也會對精子造成不良影響。

因為有氧運動而使體溫急速上升時，睪丸部的溫度也會上升。不過通常隨著體溫的降低也會下降，沒有甚麼問題。不過如果是精子減少症的患者，就必須要注意了。

到底哪一些運動會使體溫顯著的上升呢?例如:划船運動、越野賽練習機械、慢跑、有氧體操等。進行這些運動，一定要避免穿著太緊的緊身褲。運動後的三溫暖與熱水澡也會導致精子減少，並不是好的方法。

Coffee Break

採取精子

通常精子的採取是在家中進行，不過也可以在醫院進行。其共通點為要在外出上班前的上午時間進行。不射精當然無法採取精子，為了要採取精子，男性當然一定會很痛苦。

手淫的方法各有不同，並沒有正確的作法。也有各種不同的容器，可配合各人的喜好來使用。醫院會準備四種容器。美國製的保險套採取器深獲好評。採取的方法基本上在三十分鐘以前排尿，精液直接放在容器中即可。如果從家中帶到醫院去，採取後要盡快到醫院（二小時以內）。詳情可以詢問主治醫師。在運送的時候，不要冷卻，也不要加溫，就直接送到醫院。

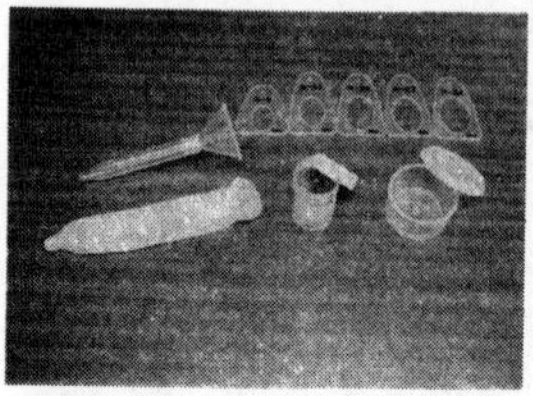

保險套採取器(左下)容器

第四章　「容易懷孕的性行為」是真的嗎？

關於懷孕還有很多的誤解和迷信。在此，為各位探討在生活中必須要重新評估其價值與改善的事項，也不可以忘記職業上的危險因子。

1、懷孕與性行為

■莫忘卻基礎體溫表

懷孕有排卵、受精、受床三大關卡，在第一章中已經說明過了。也就是排卵期的前期才能夠懷孕。排卵通常是從生理期開始的第一天算為第一天，在第十四天左右就是排卵期。一般而言，了解排卵日最簡單的方法，就是量基礎體溫。

基礎體溫即體溫上升不會產生變化的安靜狀態下的體溫。每天早上起床以前立刻測量。此外，有的醫師也會要求在指定好的時間測量。總之，睡醒以後不要立刻活動，就沒有問題了。

為甚麼要在起床以前測量，你知道原因何在嗎？

我們的體溫會因工作、運動、精神狀態等而產生變化。為了避免受到影響，了解生理的體溫變化，所以在你使用頭腦和身體以前就要測量。

男性並沒有這種溫度變化，然而女性卻會因為生理周期而產生變化，所以這可以說是簡單而強力的診斷方法。

圖表3　正常基礎體溫表

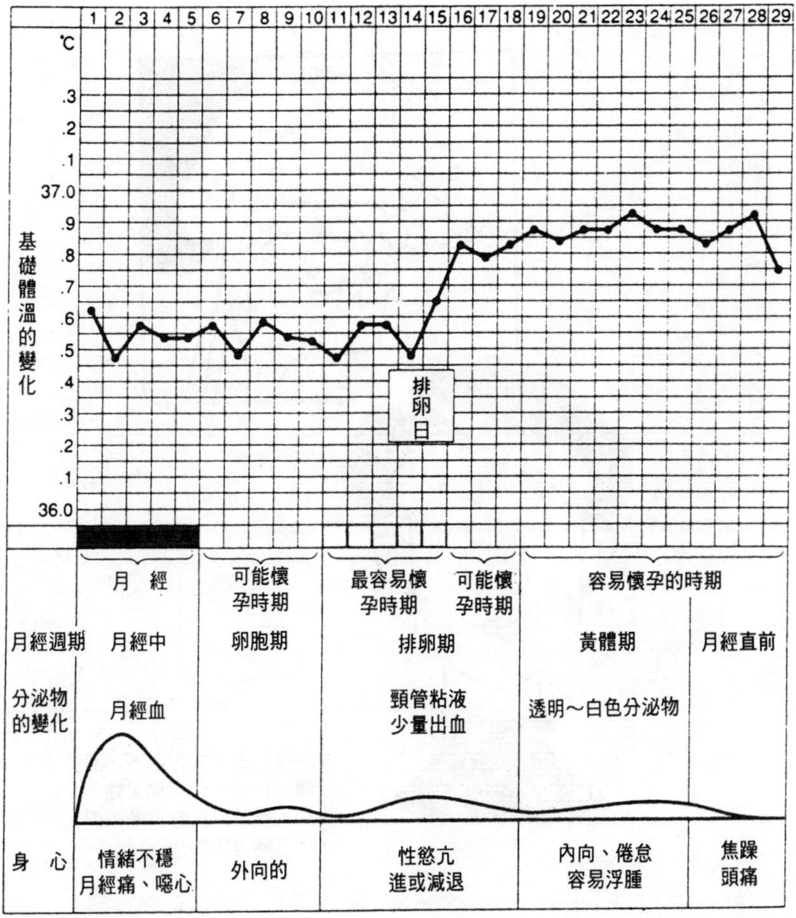
1 2 3 4 5 6 7 8 9 10 11 12 13 14 15 16 17 18 19 20 21 22 23 24 25 26 27 28 29
℃
.3
.2
.1
37.0
.9
.8
.7
.6
.5
.4
.3
.2
.1
36.0
基礎體溫的變化
排卵日
月　經
可能懷孕時期
最容易懷孕時期
可能懷孕時期
容易懷孕的時期
月經週期
月經中
卵胞期
排卵期
黃體期
月經直前
分泌物的變化
月經血
頸管粘液少量出血
透明～白色分泌物
身　心
情緒不穩
月經痛、噁心
外向的
性慾亢
進或減退
內向、倦怠
容易浮腫
焦躁
頭痛

基礎體溫的測量方法

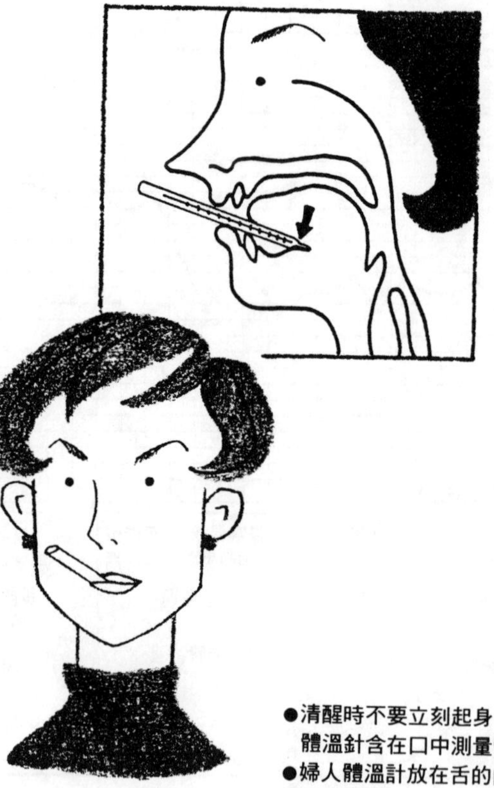

●清醒時不要立刻起身，直接把體溫針含在口中測量體溫
●婦人體溫計放在舌的內側
●輕閉嘴唇約 3～5 分鐘

由基礎體溫表就可以得到排卵的推定、卵巢機能的診斷、懷孕的早期診斷等等的情報。

■何時進行性行為可以懷孕呢？

射精至女性陰道內的精子，通常具有四十小時的受精能力。但是有些研究者認為可能是七十二小時。

卵子的受精時間可能稍短，是在排卵後十二小時至二十四小時以內。因此，受精機會期間，為排卵前約二天或排卵後約一天半。如果月經周期為二十八天，約四天半是可能受精日。

生理期二十八日為周期的女性，若生理日大約五天，在這期間不能進行性行為；而剩下的二十三天，一週二次進行性行為，則在受精可能日進行性行為的可能性約百分之十六。

這是無視於排卵日的計算。如果能夠基於基礎體溫表而算出排卵日前後，則在受精日進行性行為，受孕的機會將更高。

精子射精後，在女性體內活動的期間，比卵子排卵以後生存的期間更長，因此讓精子先進入輸卵管內等待，當然比較容易受精。此外，在剛排卵以前進行性行為，最容易懷孕。

容易懷孕的受精可能日，可以由基礎體溫表觀察而得，但是排卵不見得是出現在每月的同一周期出現。

檢討前三個月的排卵日，例如：月經周期第十二天至第十五天有排卵的話，則月經周期第十天開始到第十六天為止，每隔二天進行性行為，不論何時排卵都可以保持精子等待卵子的狀態，就能夠提高懷孕的可能性。但是在排卵時期進行性行為，懷孕的可能性也只有百分之十二～百分之二十一。

■重新評估性行為

現代人因為各種壓力與環境要因等，而導致性慾減退，無性生活增加。此外，因為心因性之故，也可能導致不孕。

因此，要重新評估夫妻間的性生活，過著更充實的性生活。

新婚時代，二個人非常繾綣，不必考慮懷孕的事情。但是如果想要懷孕的時候，到了排卵日就會要求丈夫進行性行為，與其說是注重雙方的感覺，還不如說腦海中只想到懷孕的事情，會使丈夫倍感壓力。

為了盡義務而進行性行為，當然會覺得不舒服。不舒服時，當然無法提高性慾，而影響了勃起。

首先，創造一個想要進行性行為的氣氛非常重要。面對下班後一臉倦容的丈夫，不要問他有關工作或薪水的事，也不要嘮嘮叨叨地向他訴說一天內所發生的事，否則就無法創造出美好的性生活了。

讓丈夫放鬆心情，藉著照明或ＢＧＭ、色調或設計等等，創造一個容易進行性行為的氣氛非常重要。從不安與焦躁，從只想盡義務的性行為，變成二個人的激情，成為擁有最佳感覺的性行為。當然能夠提高丈夫的性慾，也會提升勃起力和次數，如此更能提高懷孕的機率。

夫妻應該要把「必須的性行為」變成「想進行的性行為」。

■「容易懷孕的性行為」的謊言

一些寫著容易懷孕或生男生女法的書籍中，都會說明如果沒有達到高潮就無法懷孕。這是因為女性性興奮有助於精子進入子宮內所致。

但是實際上，排卵期就已經分泌了充分量的頸管粘液，能夠使精子進入子宮內。如果在排卵時期進行性行為，即使女性沒有達到高潮，懷孕的機率也不變。女性的性興奮不會提高懷孕率。與其說是女性興奮，還不如說是看到女性興奮的男性，受到強烈的性刺激，而能夠順暢地射精，因此提高了懷孕率。

胎兒的性別是由精子來決定的，即精子分為會變成男性的精子與會變為女性的精子。

會變成男性的精子運動速度較快，頭部稍小。容易受到陰道酸性的影響，生存期間較短。

另一方面，會變成女性的精子活動較慢，頭部稍大。對於陰道的酸性抵抗性較大，生存期間較長。因此很多人想出以人工方式變換陰道內的PH值，或者利用高潮使PH值產生變化的方法。極有可能性的方法是在排卵日二～三日以前進行性行為，只留下會生女性的精子，這方法的準確率比較高。

會生男性的精子運動性較高，能夠迅速到達卵子。出生的男女比為男子稍高，可是有的研究卻指出雖然男孩生的較多，男孩的死亡率卻較高，因此，最後男女比是相同的。

■有容易懷孕的體位嗎？

同樣地，並不存在特別容易懷孕的體位。很多醫生會建議特別容易懷孕的體位，但是並沒有特別的體位。

不過卻有不易懷孕的體位，即坐位、立位、女性上位等。因為會阻礙精子移動至子宮口而很難懷孕。此外，到底在何時較容易懷孕呢？時機就是在早上。理由是精子濃度較高，男性荷爾蒙在早上達到顛峰，以及潛在性慾在早上非常高等等。

我在美國的醫院觀摩的時候，發現該處會以各種體位來進行人工授精和體位受精。於是我詢問主治醫師，他說並沒有任何醫學根據，只是按照患者的喜好來進行的。

許多患者在進行性行為以後或人工授精以後，擔心精液會外漏。但是不必擔心。精液在射精後十～三十分鐘內會變化為液狀，而流出陰道外。有元氣的精子一旦射精以後，立刻就會進入子宮入口所分泌的頸管粘液內，然後進入子宮內，再進入輸卵管。射精後，沒有立刻和頸管粘液接觸的精子，就不可能進入子宮內了。

因此，射精至陰道內的精子立刻進入頸管粘液中，所以進行性行為以後，不必躺下來休息一陣子。人工授精以後，也不必特別地休息。

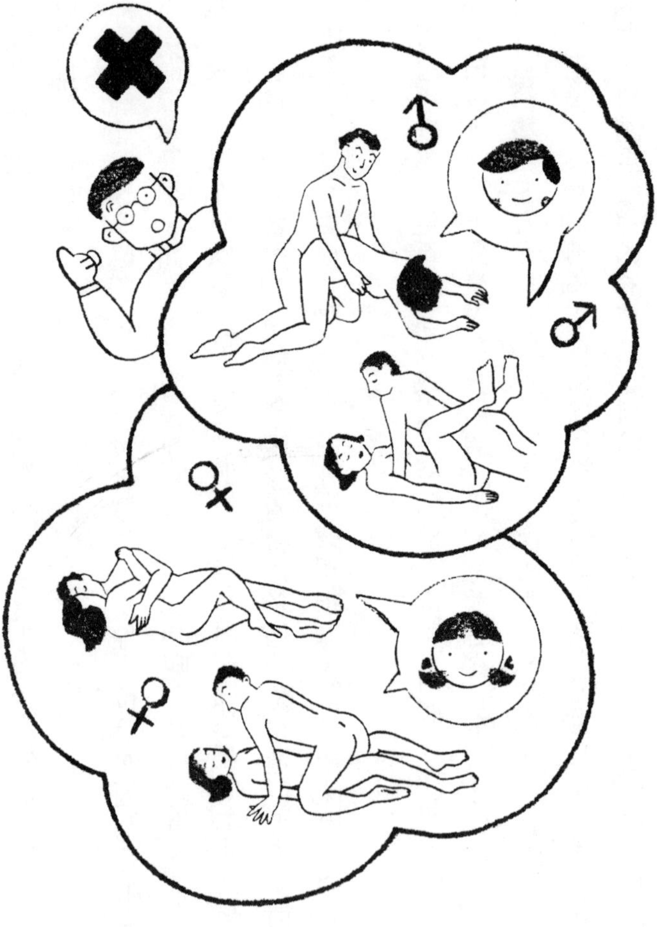

沒有容易懷孕的體位或容易生男生女的體位

還有一點就是，有些書籍提及改變體液的ＰＨ值，就能夠決定生男或生女。然而遺憾的是，人類身體的ＰＨ值是無法利用飲食而改變的。

人類的體液ＰＨ值在非常狹窄的範圍調節，即使ＰＨ值稍有變動，也會藉著呼吸、尿液等立刻調節，因此，即使大量攝取特別的食品或採用食物療法，攝取某種飲料，身體也不可能成為鹼性或酸性。

Coffee Break

男人眞痛苦　其三

早上清醒時，突然想到：

「啊！今天是檢查日……。」

取出從妻子處拿來的用玻璃紙包著的容器，凝視著白底的淺容器。

「怎麼可能向這東西射精呢？」

喃喃自語地這麼說著。

不孕治療方面，男性的精液檢查是不可或缺的。雖然腦海中了解妻子的說明，但是身體卻不聽使喚。

如果不從旁協助，會遭致妻子的誤解……。

「你不想要孩子了嗎？」

妻子心生怨懟。

沒辦法，只好盡義務了。

男性受到性的刺激會勃起、射精。可是看著容器產生義務感時，通常男性是不會興奮的。男性比女性所認為的更加敏銳。妳的丈夫可能也像這位男性一樣，非常辛苦以後，才能夠把精液交給醫院的醫師。

雙方互相體貼是治療上不可或缺的要件。

2、營養與生活的智慧

以前，一家人有六個兄弟姐妹並不稀奇，正是所謂的「窮人孩子多」。有些研究醫師認為因為生活水準較低，以為多繁衍子孫是一種防禦心理吧！

■現代人營養過剩

現代的過剩營養使生殖能力減退，甚至連性慾都被奪走了。不論植物或動物，一旦營養狀態良好，調整生活環境以後，就會停止製造子孫了。

進行鮭魚研究發現，如果海的河口附近餌食豐富的鮭魚無法產卵。上溯至河川上游的鮭魚，會產下適量的卵。如果再往上游，到達餌食較少的場所，產卵的鮭魚所產的卵為普通鮭魚的二倍。雖然必須考慮生活環境和生存競爭，可是產卵量卻與攝取的營養成反比，會大量增加。

至於蔬菜栽培方面，採用低肥料的蔬菜含有豐富的維他命。

住在墨西哥高地的民族中，有的民族幾乎不攝取動物性蛋白質，攝取的植物營養價也很低。但是根據研究報告顯示，這民族的子孫很多，母親母乳的營養價也毫不遜色。

此外，住在西藏高地的人幾乎都沒有不孕的夫婦。這些調查的共通點就是沒有不孕，子孫很多，居住在高地嚴酷的生活環境中，生活品質較差，過著簡樸的飲食生活，而且平均壽命較短。

現代社會的營養過剩狀態，卻增加了許多科學物質和污染藥品等攝取的危檢性。關於肉方面，食用牛的飼養使用成長荷爾蒙劑、抗生素、防腐劑，以及植物的農藥、荷爾蒙劑等，我們周遭充滿著被污染的食物。

具體探討一下飲食生活。也許飽食是不孕的原因之一，在前文中已經說明過了。在此，試解說會危害健康，直接或間接影響荷爾蒙狀態等，最好避免食用的食物。

首先，就是人工甘味料、碳酸飲料、高濃度糖分水果飲料、糖類等，這些物質會誘發高血糖，破壞荷爾蒙平衡。花生和菠菜會導致鈣質減退。同樣地鈣質減退的誘因就是速食麵等含磷較多的食品。

一旦鈣質減退時，副甲狀腺機能減退，也會成為壓力的原因。生肉類會成為弓形蟲症的原因。其次就是硝酸鹽含有率較高的香腸類，絞肉加工食品等也可能會危害健康，最好避免攝取。

此外，女性脂肪攝取過多，與雌激素有關，因此與子宮內膜症和乳癌有關。

還有，不可忘卻的就是咖啡因。目前已經知道咖啡因會刺激腦下垂體，影響荷爾蒙狀態。尤其對於女性的懷孕會造成強烈的影響。根據某項研究顯示，一天攝取一百一十五公克的咖啡因，懷孕率會降低為二分之一。以咖啡來計算，相當於一．五杯的量；以紅茶而言，相當於三杯量。因此最好是控制紅茶、咖啡、可樂、巧克力、可可等的攝取量。

同樣地，含有較多咖啡因的就是綜合感冒藥、止痛藥品和抗過敏藥品（花粉症、止鼻水等），必須要注意。

此外，過剩減肥會危害健康，女性可能會出現生理不順、無月經等的危險，所以基本熱量的攝取和營養素等，不要進行外行人的判斷，否則非常危險。

缺乏維他命會影響神經、荷爾蒙的分泌，過剩攝取也會危害健康。尤其是在懷孕初期時，對胎兒會造成不良影響，所以一定要和主治醫師商量維他命劑的攝取量。

過剩營養導致生殖能力的減退，而環境污染也不斷地攻擊男性和女性。

也許因為平均壽命延長，我們體內的本能開始認為「不必慌慌張張地生產，不必進行性行為也不要緊」，也說不定。

關於不孕治療方面，很多研究者研究各種新的方法，在我們的周遭則潛藏著使妊孕性降低的危險性。例如：煙、酒、減肥食品、電毯、咖啡（咖啡因）、殺蟲劑、電腦、飛機、排放廢氣、一部分的藥品等，而新的危險也不斷地包圍著我們。現在，就來做一下丈夫生活型態不孕危險度的測驗（此檢查為男性用）。

不孕危險度測驗

問　題	是	偶而	否
1．每天喝 2 瓶以上的可樂			
2．每天抽 20 根以上的香煙			
3．每天喝 4 杯以上的咖啡			
4．每天晚酌(為了放鬆心情)，喝 1 瓶以上的啤酒			
5．1 個月服用 3 次以上頭痛藥			
6．不易熟睡			
7．半夜會清醒或早上清醒時，會覺得不舒服			
8．有時會想要服用安眠藥			
9．一週有 20 小時以上處理電腦			
10．一週有 3 天以上在晚上 9 點鐘以後回家			
11．通勤時間要花 1 個半小時以上			
12．早上 7 點鐘以前回家			
13．討厭上司			
14．一週看 20 小時以上的電視			
15．一個月搭乘飛機 8 小時以上			
16．工作大半是在室外的營業			
17．性慾減退			
18．一週做有氧運動 6 小時以上			
19．服用高血壓藥			
20．因婆媳問題而感到煩惱 (因同居生活而痛苦) (因社區生活而痛苦)			
21．以往曾罹患性病			
22．喜歡嫖妓			
23．睡覺時，會使用電毯			

·計算結果

是＝二點。偶而＝一點。否＝0點，以上的點數加起來計算。

〈結果〉

30點以上 你的懷孕生活充滿危機。可能日常生活也不健康。如果你是三十五歲以上，危險度會增加。為了長生，必須要改善生活。

20～29點 你處於危險區內

夫妻一起重新評估生活。

8～19點 包括工作、日常生活在內，是重新評估的好機會。你現在的狀態正處於良好環境與不良環境的分歧點上。即使進行不孕檢查夫妻都無異常，也要改善日常生活，就有可能懷孕了。

7點以下 維持現在的生活，將來也不會有很大的問題，但是絕對不能掉以輕心。

■現代環境是生殖的天敵

以前沒有冷氣和暖氣的設備。現在車輛發達，交通非常方便。但是另一方面，車輛的數量與糖尿病患者數呈正比，不斷地增加。在現代這方便的社會中，人類已經忘卻了動物時代的本能。但是有研究者對此提出警告。

其實，生殖機能是維持動物生存最不可或缺的。

動物的身體構造，首先會把所有的能量貫注在自己個體的生存上，因此，不論在任何狀況下，心臟和腦為了能夠持續生存到最後，一定會由血液把氧送到這些部位。同時肺和腎臟也是重要的臟器。

對於維持生命而言最不需要的臟器，即男性的陰莖和女性的子宮。縱使沒有也不會改變壽命。

等到能夠過著適度的生活，才會考慮到繁衍子孫，湧現性慾。所謂適度的生活，即適度的運動量、適度的營養，以及一點點的壓力。在這種狀態下，最能夠刺激繁衍子孫的動物本能。

但是如果超越這適度狀況，產生營養過多或運動量不足的現象，會使生殖能力急速減退。

請各位想一想寵物貓的情形。在舒適的生活環境中，會喪失本能的狩獵能力，體重太重不像貓，欠缺生殖能力……。現代社會中的動物生活，已經奪走了牠們的本能和生殖能力。

機能性不孕被視為是文明病。

不孕患者最好吃糙米食，而且要強制運動治療。當然，這也是有可能達到目標的方法。但是今天我們不可能回到原始時代，因此，必須在文明中想出一些方法來進行治療。也許現在應說是重新評估生活方式的時代了。

■職業別不孕危險因子

有報告指出，現代文明與不孕有密切的關係。

表中的內容雖然不見得符合所有的項目，不見得是確定的。但是在現代社會工作的人，的確有許多危險因子圍繞在身旁，也詳列於其中。刊載的順序和內容並沒有先後次序的排名，請各位當成一般論來閱讀。

表14　有危險因子的職業

職　　業	潛在危險因子	障礙的可能性
處理電腦	壓力、電磁波、低電壓機器	性慾減退、荷爾蒙異常、精子減少、精子畸形
化妝品處理製造	水銀化合物、甲酸乙醛、類女性荷爾蒙物質	性慾減退、精子減少、染色體異常、陽萎
藝術關係（製作）	錳化合物、乙醚、不凍液	精子畸形、性慾減退、流產的原因
航空關係 飛機駕駛等	高度電磁波	精子未成熟、精子減少、懷孕性減低、陽萎
麵包、點心工作者	高溫（下半身）	精子減少、精子運動率減退
化學工廠工作	碳系列化合物、苯	懷孕性減低、精子畸形
齒科醫師、衛生士	麻醉氣體、x光、水銀化合物、壓力	精子減少、染色體異常、流產的原因
洗衣業	碳系列化合物	性慾減少、精子畸形
飲食業、廚房	高溫（下半身）	精子減少、荷爾蒙平衡失調、性慾減退
農業	砷、殺蟲劑、農藥	精子畸形、染色體異常、流產的原因
美容院、理髮廳	噴髮劑、染燙劑（化學藥品）	懷孕性減低、流產的原因
律師、秘書、會計師	電腦、事務機器電磁波、壓力	性慾減退、精子減少、陽萎
油漆工、噴漆業	硼、鎘、碳、PCB	精子減少、畸形、流產的原因
醫師、醫療相關事業	麻醉氣體、X光、壓力	精子減少、流產的原因、性慾減退
照片、印刷相關事業	碳系列化合物、鉀酸乙醛	懷孕性降低、性慾減退、精子減少
警察	鉛、排放廢氣、壓力	性慾減退、精子減少
一般事務	低電壓機器(影印機、傳真機等)、電腦電磁波、煙、壓力	精子減退、性慾減退、懷孕性減退
提鍊業、銲接業	鎘、鎳、高溫	精子畸形、流產的原因、精子運動率減退
營業關係	壓力、人際關係、煙、電磁波	性慾減退、精子減少、陽萎
計程車、巴士等汽車駕駛業務	壓力、睪丸部高溫	精子減少、運動率減退、性慾減退

3、給因不孕而爭吵的夫妻之「金玉良言」

獻給妻子……

現在的妳，內心的痛楚有誰能了解呢？無法言喻的痛苦，內心遭受的迫害，沒有光明的未來，還要接受不孕的治療，醫師不說明等等。

我國是男性社會，但是母系極強，有強烈的戀母情結，而使女性背負起不孕的責任，不孕的女人成為被指責的對象。因為不孕而感到煩惱的妳，在做任何事時都考慮到小孩的問題，電視宣傳的吵鬧，公園裡傳來的小孩嬉笑聲，親戚的孩子，社區生活，在朋友的婚禮中，妳都會想到小孩的問題。自己的姿態，乃至鄰居、親朋好友、姐妹等的表現，都令妳感到困惑，最後妳甚至也不會向自己的母親求救了。

因不孕而感到煩惱的痛苦旁人無法了解，這種深刻的煩惱，恐怕連丈夫也無法百分之百地了解。我為患者進行診療時，深切地感受到她們很痛苦，但是卻無法以言語來安慰她們。或者為了仔細地診察，而無法和她們充分進行討論。

不孕症的痛苦致使人生失去光明的未來，就好像是徘徊在迷途中一般，又像是沒有終點馬拉松賽，或者像在霧中失去方向一般。

真正的心情沒有人了解，甚至在治療上也找不出解決方法來。很多患者都會問我，她到底應該要作何努力呢？這番話的確表達了患者心中的痛苦。我告訴她，只要她有這樣的想法就可以了。

妳會不會因為孩子的事情而責怪丈夫呢？雖然知道多說無益，但是還是會埋怨自己的丈夫吧！也許，妳會認為自己的人生不應遭遇如此的挫折，妳不願意承受這樣的痛苦。在日常生活中只想到孩子的問題，妳是否會為這樣的自己而感到生氣呢？以前自己是個開朗的人，現在卻不是了……。

不孕、孩子、人生，沒有人能夠回答這一連串的問題。何謂幸福與不幸呢？妳是不是被命運捉弄著呢？

不論原因是男性不孕、機能性不孕或女性不孕，我並沒有能夠支撐妳心靈的良好建議。但是我拜託妳，妳一定要接受妳能夠了解的治療，也請妳了解妳的丈夫的痛苦。丈夫真的非常煩惱，也許他刻意想要逃避，但是他絕對不會忽視這問題。只是不知道該如何表現才好。男性都是很羞怯的。即使知道妳懷孕了，也不會出現妳所期待的反應。但是他真的很高興，希望妳能夠了解男人的這種心情。

千萬不要問他，你是不是不願意協助我進行治療？你到底是不是真的想要孩子？男性最討厭別人問他：「你到底打算怎麼辦？」

有些患者會告訴我，在不孕的治療中，她發現了一線希望。不是因為治療的效果，而是因為她對於周遭的人和面對丈夫時的情緒都平靜下來了，猶如在烏雲密佈的天空中露出了光芒。壓力和焦躁是年輕的證明，妳多努力吧！不必要求別人了解妳的痛苦。妳可能會焦躁，也可能會太平靜，會有各種不同的表現。但是夫妻是互相鬥嘴的對象，卻要攜手走完人生之路，所以二人不妨高高興興地鬥嘴吧！

給丈夫的話……

你是否覺得如果自己更善於言辭就太好了？雖然在面對公司的男性部屬時很生氣，面對女性部屬卻不易動怒，特別是在面對妻子時，會不會覺得無法傳達自己的心情而感到很生氣呢？

也許，你會覺得不孕或子嗣的問題確實很煩人。

你是否會覺得妻子、自己的母親、妹妹與世間的女性，這麼喜歡談論子女的問題呢？家庭與家族雖有一字之差，卻讓你覺得心情沉重嗎？

現在有熟年離婚的說法。結婚以後，孩子成家立業或者孩子也結婚了，妻子卻提出離婚的要求。向來家庭生活很圓滿，怎麼會出現這種情形呢？

我國的男人為了維護家庭生活，努力工作，希望在經濟上不虞匱乏，這是一般男性的想法。

是不是因為愛妻子，不希望妻子辛苦，而總是以工作為優先呢？這是很好的事情。雖然我想說，你繼續努力工作吧！但是有時候女性不承認男性辛勤工作的價值。很多女性認為工作是理所當然的事情，應該還要分擔其他的責任。

男人最討厭的是妻子一直逼他去解決他所無法解決的問題。或者對於整個問題有清楚的認識，可是卻懶得回答，這種表現卻讓女性認為是一種逃避，不負責任的表現。

和妻子說說話吧！和妻子說甚麼都可以，隨時說都沒問題。用餐的時候，睡前，洗好澡的時候，和她一起談一談孩子的事情。妻子不知道你在想甚麼而感到不安，這種不安與日俱增，到了某一天就爆發出來。妻子的內心深處，也許會對於沒有孩子一事深感愧疚。這時，不妨安慰她：「妳別有這種想法，沒甚麼大不了的。」

一般而言，女性對於子女的執著心比男性更強。男性認為凡事不要勉強，順其自然比較好。男性不希望甚至要犧牲女性的身體，作為得到子女的代價。但是現在的醫療對於不孕治療，不需要要求付出代價。有時候，你會對妻子說：「何必勉強？」或者：「為甚麼這麼在意孩子的事情呢？」你的本意是為了體貼妻子，但是妻子會認為你這番話是逃避或不負責任的表現。

停止爭吵吧！因為這樣只會造成雙方的痛苦，然而要理會妻子所說的話。妻子會向你發牢騷，就表示她已經原諒你了。

Coffee Break

血精液症

血精液症即精液中滲雜著血液之意。血精液症的原因分為器質性原因與原因不明的特發性症狀。器質性原因包括發炎、結石、石灰沉著等。

特發性即經由各種檢查，都沒有發現異常的原因不明症狀。血精液症不痛不癢，大都是偶然發現。如果出現器質異常時，當然要優先治療。血精液症如果精子數和運動率沒有異常，不會導致懷孕性的問題。

第五章
男性不孕的檢查

男性不孕的檢查為何呢？在此，為了消除各位的不安，同時也介紹女性不孕的新檢查、診斷法，THE檢查。

1、一般檢查

男性初診時，和女性同樣地由醫師進行問診。主要的問題例包括：

①年齡、不孕期間。
②過去懷孕成立的有無。
③以往是否曾罹患過泌尿科的疾病（附睪丸炎等）？
④遺傳性疾病的有無。
⑤以往是否曾罹患過發高燒的疾病或傳染病（腮腺炎、痲疹等）？
⑥有無糖尿病或高血壓？
⑦陰莖、腹股溝部的外傷與手術歷。
⑧飲酒、抽煙、壓力的程度。
⑨職業與環境（高熱下的工作，是否處理放射線或化學藥品等）。

其他的問題則包括夫妻間的事情、性生活等。初次到醫院去，初次見到醫師，醫師就問妳很多的問題。也許妳會覺得很難為情或因為緊張而說不出話來，但是正確通過問診是克服不孕問題的第一步，要盡可能放鬆心情來回答。

其次是視診和觸診，這也是重要的檢查。

觀察體型，有些人雖然骨骼粗大，身體壯碩，但是體型平衡不佳時，則可能是染色體異常。大概是荷爾蒙異常所造成的，因此連體毛都要檢查。

外陰部的檢查，睪丸的大小比陰莖的大小更重要。首先要測量睪丸的大小。從陰囊皮膚上測量，一般而言四○×二五×二○mm以上為正常，一○×十五×十五mm以下表示為萎縮睪丸。萎縮睪丸的造精能力顯著不良。不只是大小，還要診斷其硬度。握住時太硬或太軟，都是屬於病態的異常現象。

如果睪丸不在陰囊內，則必須檢查是停囊或遊走睪丸（不在正常的位置）。

表15　男性不孕診察的順序

1 **問診**
- a)配偶的狀況
- b)不孕期間
- c)既往歷
- d)職業歷
- e)刮鬍子的頻度

↓

2 **一般診察**
- a)身高、體重
- b)體格、乳房、體毛、第２副性徵
- c)外陰部、附睪、輸精管、前列腺
- d)精索靜脈瘤的有無(站立、Valsarva 法)
- e)睪丸容積(用睪丸容積測定器測定)

↓

3 **一般檢查**
- a)精液檢查
- b)經直腸的超音波掃描法
- c)血中荷爾蒙(LH、FSH、睪酮、催乳激素)
- d)抗精子抗體

↓

4 **其他檢查(只進行適應的檢查)**
- a)睪丸切片檢查
- b)染色體檢查
- c)輸精管、精囊造影
- d)荷爾蒙負荷試驗(LH-RH、HCG)

陰囊部的靜脈膨脹時，可能是精索靜脈瘤。這也是精子形成障礙的原因。

此外，輸精管的有無與肥厚的情形（沒有輸精管則為無精子症），以及附睪丸的狀態、前列腺及精囊的形狀、大小、硬度等，都要進行檢查。有時候，也可能藉此發現結核等疾病。當然，也要診斷尿道部分與完全包莖等。

不論哪一種檢查，都會覺得疼痛與痛苦，一定要放輕鬆來接受檢查。

Coffee Break

使用排卵誘發劑容易生下畸形兒嗎？

有排卵的人與無排卵的人投與排卵誘發劑，勉強排卵的話，生下的孩子是否大都是畸形兒呢？有的人會因此而感到擔心。

但是完全不需擔心。

排卵誘發劑並非誘使未成熟或異常的卵排出，而是使荷爾蒙狀態產生變化，促進原本應該排出的卵排出來。

基本上，排出的卵大都是成熟卵。

如果排出的卵是未熟卵或過成熟卵，也不會受孕。

表16　男性不孕患者的分類

第1群（正精子症）	20.9%
第2群（乏精子症）	1.8
第3群（精子無力症）	19.4
第4群（乏精子、精子無力、畸形精子症）	40.6
第5群（閉塞性無精子症）	7.2
第6群（原發性無精子症）	9.3
第7群（無精液症）	0.9%
	100%

2、精液檢查

精液檢查是男性不孕診斷重要的一環。因此檢查的內容包括複雜的項目在內，有許多的種類。

首先要檢查活的精子，因此採取後過了幾小時或幾天的精子沒有助益。至少在射精後一～二小時以內，就要送到醫院去檢查。當然，丈夫本身到醫院來採取精子是最好的，如果因為工作的關係不方便，最好在檢查的當天早上在自宅採取，由妻子帶到醫院來。

除了正常的情況以外，要變更條件反覆數次進行檢查，才能夠作結論。當然，要配合丈夫的情況，隨時都能夠採取比較好。不過盡可能在生理上不會懷孕的時期進行，就不會減少懷孕的機會，也不會浪費掉精液。

表17　正常精液與異常精液

	正　常	異　　常
精液量	2～4 mℓ	精液過少症→0.5 mℓ 以下 無精液症
精子的濃度	5000 萬/ mℓ 以上	精子減少症→2000 萬/ mℓ 以下 無精子症→精子數 0
精子的運動率	80%以上	精子無力症→60%以下 精子死亡症→有運動能力的精子數為 0

檢查必須要調查精液量、粘稠度、比重、PH值、濃度（數）運動率、畸形混合率等。

■採取精液的方法

檢查預定日的三～七天內要禁慾。如果短於這時間，上一次射精的影響會殘留下來，會使檢查值變小。如果禁慾期間太長，則在禁慾期間可能會夢遺或遺精，或者精子老化，因此，這樣的生理檢查值是不值得信賴的。

考慮到以上的因素，丈夫來到醫院在個人房採取的話，則採取後就可以直接觀察，是最理想的方法。如果無法辦到，也可以在自宅採取精液，盡可能早點帶到醫院來檢查。

採取以前要先排尿，把手洗乾淨，用滅菌綿擦拭陰莖，再用手淫的方式採取。有的設備會使用帶有刻度的試管，但是在射精時精液可能會灑出來，因此使用滅菌的廣口容器比較方便。

精液檢查的結果，即使只是同一個人也會產生很大的變動。此外，結婚後沒有進行手淫的人，恐怕無法巧妙地採取精液。這時可以由妻子從旁協助。

將精液帶到醫院裡去時，容器要放在上衣的口袋裡，保持與體溫相同的溫度來運送。尤其夏季的高溫和冬季的低溫時，精子會產生變化，必須要注意。

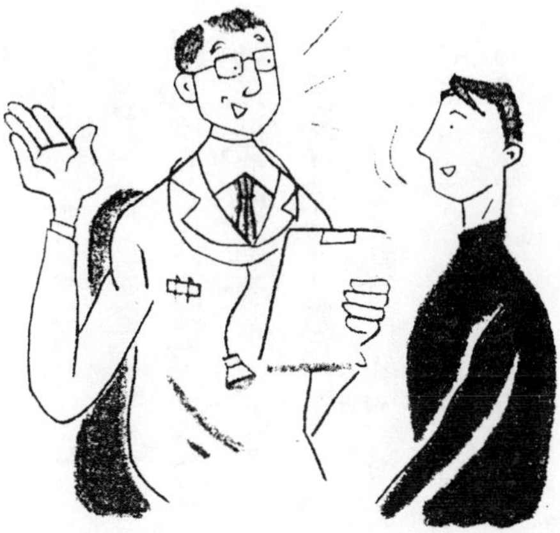

■何謂正常精液？

何謂正常精液呢？在此，為各位調查一下標準值與調查的方法等。

●精液量

用計量器計算全精液量，標準為二～六cc，不過具有個人差異，如果是在一．〇cc以下，則可能會出現逆行性射精等障礙。

●比重

在攝氏七十度之下，以一〇二八為標準。與血液一樣，用硫酸銅法來調查。

●PH值（酸鹼值）

使用PH值測定用紙或計量器標準值七．一～七．四，呈弱鹼性。數值較低，因為接近酸性則表示內分泌異常，精子活動遲鈍。

●精子濃度（數目）

用白血球計算用的器具吸取少量的精液，用福馬林重碳酸鈉蒸餾水稀釋以後，滴在薄片上，用顯微鏡觀察精子數。一mℓ中有四千萬個以上則算合格，二千萬個以下為精子減少症，二千萬至四千萬之間則表示懷孕能力較低。精子減少症是導致男性不孕的原因。一般而言，進行自然性交的話，精子濃度一mℓ中為三千萬個以上。配偶間人工受精不滿一千萬個以上的話，則懷孕無法成立。

●運動率

與精子濃度同樣地重要。即使數目再多，如果死亡的精子較多也毫無意義，此外，如果活著的精子不動，也沒有受精能力。

為了進行調查，要把一滴精液滴在玻璃片上，用顯微鏡觀察。用全精子數除運動的精子數，乘以一百來計算比例。一個小時以後為百分之八十以上，三個小時以後為百分之六十以上。如果二十四小時以後還存在著活動精子（不管數目多少），則算是正常。為了取得正確性，射精後一小時、三小時要區分時間來計算。

●畸形混合率

用染色體為精液著色，看看出現畸形精子的比率有多少，在百分之十以下則算正常。

3、精子的懷孕性檢查

由精子的數目和運動率可以推測精子的妊孕性，最後的診斷則需要特殊妊孕性檢查。

精子的機能檢查如下：

⑴倉鼠測驗　倉鼠的卵子與精子之間，是否能引起受精的檢查？

⑵精子精蟲頭粒蛋白檢查　受精時，精子的頭部進入卵子所需要的酵素，精蟲頭粒蛋白的測定檢查。

⑶精子膨脹化試驗　利用特殊的低張液處理精子，精子尾部膨脹，膨脹率越高表示妊孕性越高的檢查。

⑷精子滲透測驗　觀察精子進入牛頸管粘液內多少程度的檢查。

這些檢查目前信賴度最高，廣泛應用的則是倉鼠測驗。這檢查與體外受精成績一致，現在被視為是判斷精子受精能力的好方法。

■精液生化檢查

精液的成分是由精巢、睪丸、精囊、前列腺等分泌液所構成。來自精囊的分泌液為二～四cc，來自前列腺的分泌液為〇．五～一cc左右，總量為三～六cc。

這些成分中，含有精子運動性所需要鋅、成為運動熱量的果糖、臭味成分多胺等，尤其是利用果糖來診斷無精子症。

Coffee Break

排卵誘發劑的副作用

利用注射劑注入的排卵誘發劑，本來是為了生理不順或無月經的患者而開發出來的。但是進行體外受精時，採取了很多的卵子，因此即使無生理異常，原本不需要排卵誘發劑的女性也可以使用，所以排卵誘發劑副作用的事故就經常出現了。

有排卵的女性如果使用引起排卵的注射藥，副作用的發現率會多達數倍。濫用排卵誘發劑會導致卵巢受損，其副作用有時會導致死亡。以長期的觀點來看，濫用也會成為卵巢腫瘤或骨質疏鬆症的原因。初期的體外受精最好是使用自然排卵或經口的藥劑。

但是近年為了提升懷孕效率，使用強力排卵誘發劑。我認為了不要只注意到眼前的懷孕率，要以長遠的眼光來探討對患者而言，何者才是最好的醫療。書末附有本院附帶的副作用注意表（資料）。

4、特殊檢查

經由精液檢查發現異常或狀態不佳時，還要進行詳細的檢查，找出原因來。這就是特殊檢查。特殊檢查包括以下各項：

■睪丸組織診

這是為了了解睪丸是否能夠發揮正常機能而作的檢查。無精子症的原因包括睪丸輸送路線閉塞，或是造精機能的再生能力不佳所致，刺激造精機能的治療有效性如何……。這檢查對於這些事項的診斷都有助益。

用小的機械採取一部分的組織，或是切開皮膚與睪丸的皮膜，採取一部分的組織，都可以取得睪丸的組織。

採取的組織用染色液染色，用顯微鏡觀察。如果睪丸能夠發揮正常作用，組織中能夠製造精子的話，就可以看到活生生的精子。無精子症是精液中沒有精子，但若睪丸中有精子，則表示精子的輸送路線閉塞而出現異常，因此，治療的重點就要移到這一方面。治療閉塞的方法是手術。睪丸切片檢查手術當天，要避免泡澡、性交、過度的激烈運動。

■輸精管造影法

如果懷疑精子輸送路線閉塞，要切開陰囊內的輸精管，注入造影劑照X光。藉此就可以了解精子通道何處阻塞。此外，也可以確認副性器（附睪與精囊等）的發育狀態。此外，也有把造影劑注入射精管的逆行性造影法。

■男性荷爾蒙檢查

採取血液，調查各種荷爾蒙狀態。檢查腦下垂體所分泌的促性腺激素和男性荷爾蒙是否能夠正常分泌。如果卵泡刺激荷爾蒙顯示較高的數值，則表示造精機能障礙的存在。此外，催乳激素異常增多時，則疑似腦下垂體腺瘤。睪丸所分泌的睪酮男性荷爾蒙缺乏時，據說性慾會減弱。

■荷爾蒙負荷試驗

男性荷爾蒙的分泌與睪丸細胞的睪酮分泌能力測定，要投與特殊的荷爾蒙測定反應。

■免疫學檢查

男性不孕也包括免疫學不孕的存在。根據報告顯示，百分之十～百分之十五為免疫學的不孕。大都是對於自己的精子產生抗精子抗體，或是因為睪丸炎而形成自體免疫性睪丸炎，而導致不孕症。

本來人體就存在著與精子沒有接觸的血液——睪丸關卡，具有防止精子外漏進入體內的構造。但是因為發炎或外傷而破壞這血液——睪丸關卡時，輸送精子的過程中，漏出了精子抗原，就形成精子免疫。男性體內的抗精子抗原會引起精子的子宮內上升的阻礙、受精障礙、精子運動率的降低等等，而導致不孕。

■染色體檢查

男性不孕症患者約百分之〇．二～百分之三會發現染色體異常。染色體異常的代表性疾病即克蘭菲爾特症候群。目前已經了解到與精子造精有關的遺傳因子存在於Y染色體，今後這方面的研究將會更加盛行。

■溫度記錄法、閃爍法

一旦陰囊內溫度上升，會損害造精機能，這在前文中已經談及好幾次。與陰囊的溫度關係密切的疾病，就是精索靜脈瘤，而精索靜脈瘤的發生百分之九十以上在左側。只有左側的精索靜脈瘤，也可能會使兩側的睪丸溫度上升。測量睪丸溫度，就可以了解靜脈瘤的程度與進行度等。

溫度記錄法是藉著檢出體表的溫度，用來診斷精索靜脈瘤或睪丸左右溫度差。正常陰囊的表面溫度為攝氏三十·三度，而精索靜脈瘤患者平均右側為攝氏三十一·八度，左側為攝氏三十三·四度，很明顯地是屬於高溫狀態。

溫度記錄法不痛不癢，是簡單方便的檢查，當成今後有效的輔助診斷（參考封底彩圖）。

其他的檢查方法則是精子凝集試驗、精子不動化試驗等。

■荷爾蒙異常

●高催乳激素血症

催乳激素是由腦下垂體前葉所分泌的荷爾蒙。分泌量增高時，會抑制睪丸的男性荷爾蒙分泌，而引起造精機能障礙。持續高值時，就會誘發陽萎。
偶而也會發現腦下垂體荷爾蒙的腫瘤。

●低促性腺激素性性腺機能不全

由於來自腦下垂體的性腺刺激荷爾蒙分泌不全，而使男性荷爾蒙分泌不全，引起造精機能障礙。所有的荷爾蒙值都顯示低值，有時候甚至連氣味的感覺都會受損。

●先天性副腎過形成

如果在副腎的荷爾蒙合成不順暢，則可能經由別的管道造成性荷爾蒙過剩分泌。男性荷爾蒙過剩會導致男性不孕。

●雄激素無反應症

細胞對於男性荷爾蒙無法產生反應的狀態，而構成這種疾病。
因為女性化而發現了完全型，因為男性不孕而發現不完全型。

■THE檢查

實際上，現代文明社會一直威脅著人類的生活，在前文中已經談及這一點。現在我們醫師回到診療的原點，同時不只是把注意力集中在不孕治療技術上，包括預防醫學在內，對於人體要進行綜合的診療與治療，這種努力是絕對不能忽略的。除了男性檢查以外，女性也要實施以下的檢查。

今後的現代醫療會以綜合健康評價來進行。這想法稱為THE檢查（Total Health Evaluation）。

THE檢查由七步驟診斷來進行評價診斷。

步驟一　健康檢查與過去的治療歷。尤其是與性病有關疾病的有無、骨盤內疾病的有無、過去的藥劑過敏、體重的增減、糖尿病、高血壓、心臟病等。

步驟二　肉體問題的檢查。頸部（尤其是甲狀腺，甲狀腺疾病與不孕有密切的關係）。皮膚與毛髮（甲狀腺機能與荷爾蒙平衡，感染症的診斷等都可以進行）、體重管理（控制體重在不孕治療上，是重要項目之一）、血壓（血壓本身與不孕無關，但是降壓劑卻會造成問題）、腹部診察（包括生殖器在內的診察是不可或缺的）。此外，還有胃痛、便秘、過多月經等，可能都是子宮內膜症的訊息。輕微發燒或喉痛是扁桃腺炎或與性病有關的疾病，不要忘記綜合的診察。

步驟三　乳房檢查。由於飲食生活的變化，導致年輕女性的乳癌、乳腺症增加了。女性診察不要忘記檢查乳房。乳癌與懷孕繼續的問題，預防再發的抗癌劑等等，都可能會招致不好的結果。

步驟四　骨盤內診察，超音波檢查都是為了調查卵巢腫瘤的有無、子宮內膜症等，必要最低限度的檢查。

步驟五　細胞診檢查、子宮癌檢查、衣原體檢查、濕疣檢查。

步驟六　血液諸檢查、女性荷爾蒙（雌激素、LH、FSH等）、甲狀腺機能檢查（T3、T4）、CA125（卵巢腫瘤、子宮內膜症的鑑別診斷），其他還有肝功能檢查、貧血檢查等。

步驟七　最終評價。

THE檢查完全涵蓋基本的檢查項目，因此妳的醫師可進行以下的評價：

發現疾病時　疾病的治療與方針，以及懷孕可能性的說明。

專門性的疾病時　介紹專門醫師或治療繼續的必要性的說明。

機能性不孕時　你目前健康狀態、不孕的程度、將來的治療與預料的疾病，以及今後最重要的項目為何？

最後，THE檢查可說是現代婦科醫師為妳找出疾病預防與治療方針的方法，也顯示包括夫妻健康管理綜合醫療的方向性。

Coffee Break

體外受精時，有多胎懷孕的可能性嗎？

引起多胎懷孕的可能性，會因移植幾個受精卵而產生變化。

如果移植二個良好的受精卵，成為雙胞胎的可能性為懷孕例的百分之十四。如果是移植三個受精卵，生下雙胞胎的可能性為百分之十九，生下三胞胎的可能性為百分之二～百分之六。但是如果移植四個受精卵時，生下三胞胎以上的可能性達百分之二十以上。因此基於我個人的想法，在本院最多只能移植三個受精卵。多餘的受精卵則冷凍保存起來。

最初，我是以採取四個受精卵為目標，因此排卵誘發劑的使用量為通常的三分之一，所以副作用的出現率較低。一些體外射精的設備可能會驕傲地展示三胞胎或四胞胎的懷孕照片，可能因為個人想法的不同，我並不贊成這種作法。

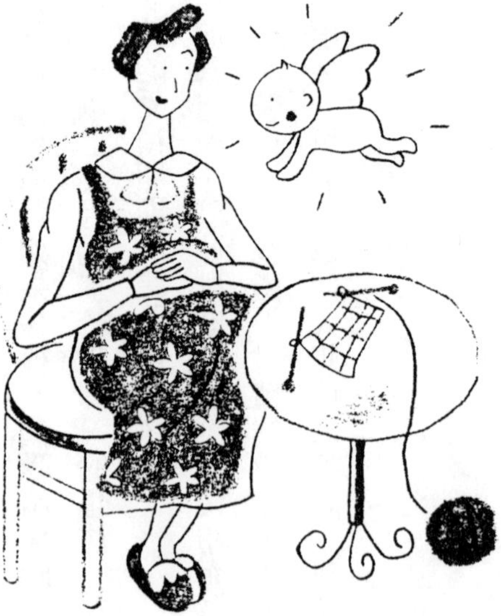

第六章
男性不孕的治療

男性不孕的治療方法包括顯微授精在內，進步迅速。為各位介紹現在所進行的各種方法。

1、男性不孕的治療

我在向患者說明時，一定會說：

「男性不孕的治療藥（精子減少症治療藥）或增加精子的特效藥並不存在。現代醫學還不能控制細胞分裂，這就好像沒有生髮藥一樣。但是有一些藥物具有效果，不過百分之七十以上的患者精子不會增加。」

對打算開始治療的人這麼說，是非常殘酷的事。但是我不想向患者說謊，了解事實是很重要的。

男性不孕的治療不是只靠藥物而已。即使精子不增加，靠現在的精子也可以懷孕。沒有精子可以直接由睪丸採取。只要夫妻倆同心協力，仰賴進步的醫學仍有可能懷孕。

■漢方藥、東方醫學

對於男性不孕症而言，東方醫學、漢方藥具有很好的效果。為了提高男性的生殖能力，要提高肝臟、腎臟的機能，使混濁的濃血液排出體外，提高精子的生產。

表18　男性不孕症的治療法一覽表

		治　療　法
造精機能障礙	精子減少症 精液過少症 精子無力症	・高催乳激素性無排卵症 → ・Promochlibutin ・性腺刺激荷爾蒙分泌障礙 → ・HMG・HCG ・睪丸機能障礙 → ・藥物療法 ・精索精脈瘤 → ・手術 （以上 →）人工授精・體外受精
造精機能障礙	無精子症 無精液症	・精子輸送障礙 → ・手術
造精機能障礙	膀胱內射精	→ ・AIH → ・手術
陽　萎		→ ・生活改善 → ・藥物療法 → ・心理療法
免疫性不孕		→ ・免疫療法 → ・體外受精
原因不明		→ ・自然經過 → ・藥物療法 → ・人工授精

表19　補中益氣湯與八味地黃丸的臨床效果

	補中益氣湯			八味地黃丸		
	輕度缺精子症	高度缺精子症	合計	輕度缺精子症	高度缺精子症	合計
症例	30	15	45	37	18	55
妊娠	8	1	9	10	1	11
有效	11	3	14	16	3	19
稍微有效	3	1	4	4	3	7
妊娠率(%)	26.7	6.7	20.0	27.0	5.6	20.0
臨床的有效率(%)	63.3	26.7	51.5	70.0	22.2	54.5

根據吉田英機、渡邊政信『男性不孕』

漢方藥的副作用較少，對患者而言是可以嘗試的藥物。考慮到男性機能的問題，現在大都使用高麗人參。

■補中益氣湯的三倍療法

現在精子減少症主要是使用補中益氣湯與八味地黃丸。

尤其補中益氣湯具有改善精子的作用，這是經由實驗確認的事實。現在注意到補中益氣湯的三倍投與法，即採取精子的前一天，服用普通量的三倍。某個研究團體研究發現，服用三倍以後，精液量增加百分之二十七，精子數也提高了一．二倍。

服用三倍是基於昭和藥科大學的田代真一教授的研究，而由南多摩醫院婦產科的村田高

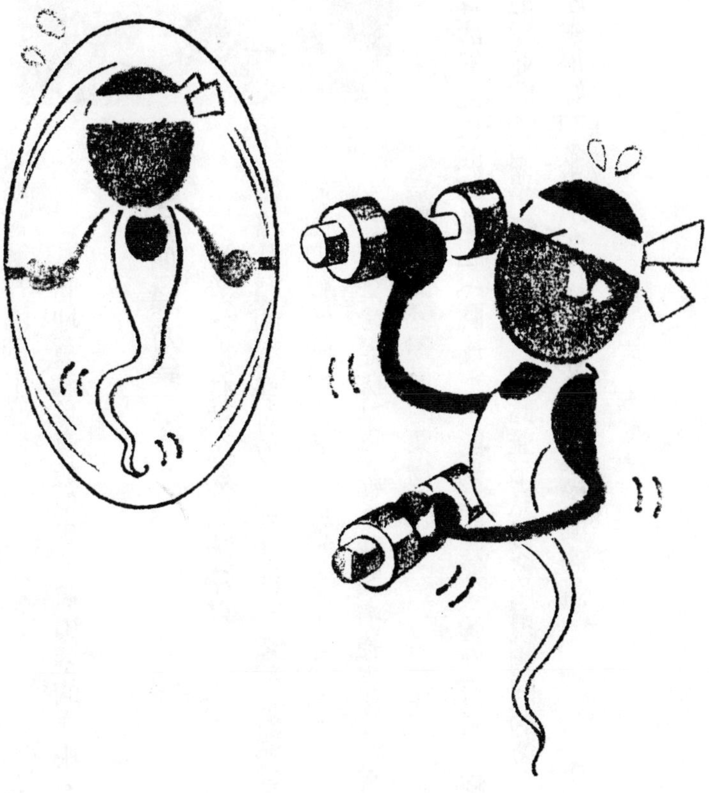

明醫師在臨床上應用。

八味地黃丸具有類似男性荷爾蒙的作用。

■其他漢方藥

此外，其他的有效漢方藥就是十全大補湯，對於體格壯碩的男性有效。同樣地，柴胡加龍骨牡蠣湯對於體力較弱的男性之男性不孕產生效果。

另外，蛇床子這種生藥能增強男性荷爾蒙，因此是最近備受矚目的藥物之一。

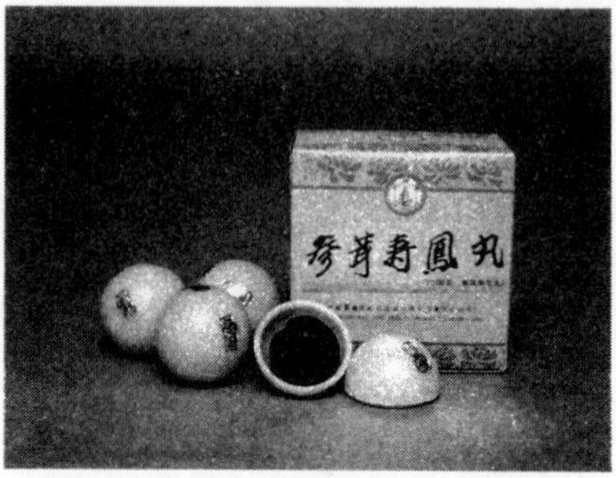

最近，參茸壽鳳丸也成為話題（圖片），能夠提高氣、強健腎胃、提高生殖能力。總之，漢方藥並非利用單一的效果，因此並不見得會出現相同的效果。可是更換種類也能夠產生很好的效果，所以一定要和主治醫師商量。

■維他命劑

以往維他命劑包括消除疲勞的意義在內，會使用綜合維他命劑，不過無效。

最近，使用末梢神經障礙治療劑維他命 B_{12}，對於精子造精具有良好的效果。維他命 B_{12} 誘導體具有促進生物體內核酸、蛋白質合成等的促進作用。此外，也能夠提高精子細胞DNA的合成能力。對於睪丸組織受損的老鼠投與癌治療藥，結果報告顯示再度出現睪丸的精子生產。

此外，還有酵素劑血管舒緩素、NEUQUINON 等，都可以使用。血管舒緩素具有提高精子運動能力的作用，而 NEUQUINON 能夠直接作用於精子形成，提高精子的ATPase 活性。

■荷爾蒙療法

①內分泌療法

是使用排卵誘發劑 Chromide。

如果是用在女性身上，則 Chromide 會與雌激素競爭而排卵。如果是用在男性體內，則會使雄激素（男性荷爾蒙）降低，而促使男性荷爾蒙刺激荷爾蒙分泌。藉著這刺激，就能夠促進精子的造精機能。

如果能適量投與，這方法的效果會非常高。但是投與量太多反而會使精子減少，最近廣泛進行的方法是半顆持續服用二十五天，然後休息七天。

這方法的缺點為治療效果不一致，量太多反而會使精子減少。停止藥物時，有可能使精子比以前減少更多。

②促性腺激素療法

這是利用性腺刺激荷爾蒙的作用來治療男性不孕的方法。使用的藥劑是hCG和pureFSH。

hCG會刺激男性睪丸的間質細胞，促進精子造精作用。FSH製劑則對於睪丸產生直接效果，改善精液的狀態。但是難以控制投與量等，只有在症例豐富的泌尿科才能進行。

這治療對於低促性腺激素性睪丸機能減退具有非常大的效果，但是對於原因不明的精子減少症則無法產生期待的效果。

還有雄激素少量投與療法，這是投與極少量的雄激素（男性荷爾蒙），能期待刺激造精機能。這療法能提升射精力與精子運動性。

最近，還使用作用於腦下垂體的藥物，嘗試提高精子造精機能，不過投與量等難以調節，目前還在研究中。

■民間療法

關於精子減少症方面，每天都有需要注意的事項。

首先是因為環境污染問題，所以要盡可能使用自然食品等。日常飲食生活中，要多攝取大蒜、蘋果、野山藥等。最重要的是要攝取以糙米、蔬菜為主的飲食。同時，還要攝取良質蛋白質大豆製品，控制動物性脂肪與甜食的攝取量，維持適當的體重。熱量過剩所引起的糖尿病會使精子的能力減退，也可能會引起陽萎，這一點絕對不可以忘記。

關於抽煙已在他章中說明過了，會增加精子畸形，所以一定要戒煙。

要使睪丸冷卻，提高造精能力，使貯存的精子活性化，最好穿著大一號且通風良好的內褲。還有，晚上睡覺的時候，可以脫掉內褲，露出下半身來睡覺。不穿內褲，直接穿睡衣也是很好的作法。這是最著名的民間療法。據說北韓開城所產的高麗人參對於男性不孕有效。雖然高麗人參以高麗所產的較著名，但是開城所產的高麗人參對於男性不孕有效，特別能夠提高精子直線運動性。

此外，根據宣傳氣功、瑜伽、游泳、有氧運動等也有效。這些都是能夠創造基本健康狀態的好方法。只要健康狀態良好，當然就會產生性慾，射精、勃起等也活性化。最初為各位說明過，藥物的效果參差不齊。必須改善日常生活，不要拘泥於精力或精子生產的問題。首先要自己創造健康體，藥物只能當成輔助手段來利用，才能得到好結果。

■手術方法

如果男性不孕是疾病所引起的，就必須要動手術了。利用手術能夠改善的疾病，包括精索靜脈瘤、輸精管通過障礙、隱睪、尿道下裂等。

精索靜脈瘤即陰囊內靜脈擴張的狀態。睪丸靜脈血液的循環大部分是透過內精靜脈回到體內，但若因為某種原因在內精靜脈出現逆流現象，就會使靜脈血管擴張而形成靜脈瘤。解剖學認為從左側睪丸伸出的內精靜脈，較容易引起左腎靜脈逆流，因此精索靜脈瘤幾乎都發生在左側。

精索靜脈瘤會阻礙造精能力，這是因為血液逆流會使睪丸內的溫度上升，或是靜脈血循環不全而導致缺氧等。

男性不孕患者中，有二一%～三八%會出現這種情形。正常精子數的男性有百分之五會發現精索靜脈瘤。治療要以手術來進行，手術後的改善率為五二%～七五%。

①腹腔鏡下內精靜脈高位結紮手術

以前，精索靜脈瘤手術是直接切開下腹部，進行結紮血管的手術，副作用較大，而且必須住院八天以上。

但是從一九九三年開始，利用腹腔鏡動手術，很顯著地減輕了患者的負擔。

腹腔鏡手術的優點即不會留下明顯的手術疤痕、疼痛較少、能夠盡早復原、住院期間較短等。這方法將會成為今後的主流。

②精路再建術

由於附睪炎或尿路的發炎而造成輸精管的發炎，導致運送精子的輸精管閉塞。此外，也會出現先天的輸精管閉塞。手術只能夠使用顯微鏡來進行，這種顯微手術只能夠使用一部分的設施來進行。如果是手術成功例，恢復到普通的精子數，就能夠自然懷孕。

圖表4　精索靜脈瘤50例手術後精子參數改善率

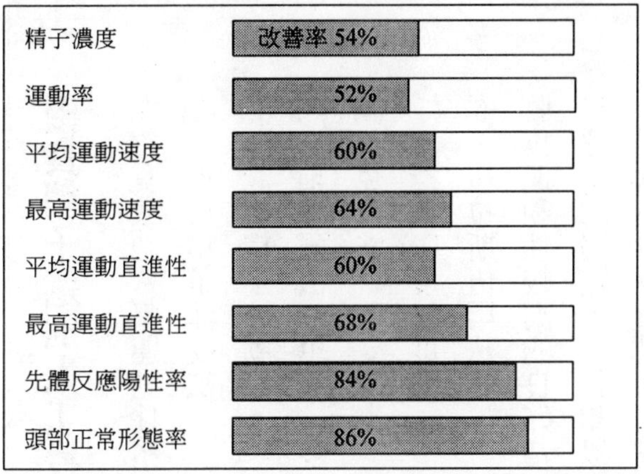

根據石川博通『男性不孕』

Coffee Break

優良精子選別人工授精法與精子凍結保存

能夠有效地聚集運動性精子的方法如下：

⑴、加快精子泳動法。

⑵、減慢精子泳動法。

⑶、帕克爾法（單層、多層）。

⑷、克蕭法。

⑸、攪拌密度坡度法。

⑹、格拉斯伍爾法等。

收集運動性較高的良好精子，予以濃縮，用來進行人工授精。這些方法沒有感染的問題，而且和以前相比，懷孕率也提升了。但是只靠一次量不夠，所以必須冷凍保存精子，例如保存三次，將三次分的良好精子用在一次的人工授精上。精子冷凍保存必須放入液體氮中，在攝氏零下一百九十六度的溫度中保存。目前確認這方法的安全性和有效性，所以人工授精或體外受精，即使當天丈夫不在，使用冷凍精子也可以授精。

2、使用丈夫之精子的人工授精

人工授精即把男性的精液以人工方式注入女性的子宮內，使懷孕成立的方法。大致分為使用丈夫精液的情形（配偶間人工授精＝ＡＩＨ）與使用丈夫以外男性精液的情形（非配偶間人工授精＝ＡＩＤ）。

人工授精的歷史悠久，第一次的進行是一七九九年在英國夫妻之間施予人工授精，使用的是丈夫的精液。使用丈夫以外精液的人工授精還存在著許多問題，大約在一百年前才開始進行。

日本自昭和初期起，開始進行人工治療。人工授精的記錄則是在一九四九年於慶應義塾大學附屬醫院最早進行。

談到人工授精，一般人會認為是卵子與精子以人工方式在體外受精的方法，但是只是得到精子而在體內進行受精。當然，必須要進行充分的醫學檢查，而且只有不孕夫妻才可以進行。

■配偶間人工授精的順序、方法

主要是在以下的情況使用丈夫的精液（配偶間人工授精＝ＡＩＨ）。

①丈夫的精子較少時

這是進行人工授精最多的例子，使用於精子減少症、精子無力症等。

②無法充分進行妊娠所需要的性交

即使精液正常，但是尿道下裂或陰道狹窄等，夫妻的性器畸形，縱使動手術也無法懷孕時，或是陽萎、早洩、遲洩、逆行性射精、陰道痙攣等，無法充分進行性交，也無法治療時。

③雖然精子進入卻出現障礙時

如果問題出在女性身上，頸管粘液分泌不全或頸管粘液幾乎不存在，或是子宮頸管狹窄，強度子宮後屈、前屈等，即使嘗試各種治療也無法懷孕時。

首先，要進行頸管粘液檢查、超音波檢查，利用基礎體溫表等推算排卵日。在排卵之前的日子設定實施日，夫妻倆一起來到醫院。來院前四～五天必須禁慾，在醫院丈夫用手淫的方式採精。

交出丈夫的精液，立刻測定數目和畸形率等，以最適當的方法進行洗淨濃縮。

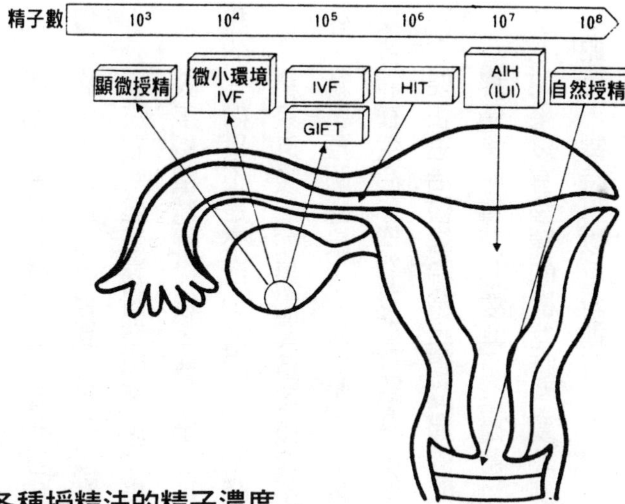

各種授精法的精子濃度

精子經由洗淨濃縮培養後，到完全做好授精準備為止，需要花四十分鐘至一個小時。

完成精子的準備以後，妻子仰躺在內診台或專用台上，盡可能保持水平的位置或腰稍微抬高，或是把頭放在較低的位置等。如此一來，就能夠使精子容易進入子宮內。為了容易處置腳，從側面大力張開。

這時，也可以把腳固定在類似鐙的特別器具上。

接著，由醫師洗淨外陰部，不過通常不必作特別的處置，而把曲斯科氏窺陰鏡插入陰道內。曲斯科氏窺陰鏡是為了使子宮陰道部固定在正面，而容易進行授精操作所使用的器具。這時，如果子宮陰道部在後方的患者，使用馬丁管等器具較容易操作。

授精是在越過子宮口，比子宮中心稍微深處的部分進行的。有時候，稍微會覺得疼痛，不過通常不會覺得疼痛，在一分鐘以內就會結束了。授精後，必須靜躺三十分鐘左右，但是立刻站起來步行也無妨。

人工授精結束以後，會有出血現象。不過通常是由於子宮糜爛或機械操作所引起的。如果不是來自子宮內，則不必擔心。量較多時，最好告訴醫師。

結束以後，如果需要黃體機能不全的治療時，要聽從醫師的指示接受治療。此外，為了預防感染，大概要服用抗生素一～二天，絕對不要忘了服用。當天必須要保持靜養生活，依然可進行飲食、泡澡等。授精後，一旦出現發燒或下腹痛的情形，一定要和主治醫師聯絡，聽從醫師的指示。

授精後，每天都要測量基礎體溫。若基礎體溫持續三週維持高溫，就確定懷孕了。如果沒有懷孕的徵兆時，要等到下一次的機會再實施。如果推算的實施日先於排卵日，當時可以重新進行一～二次的授精。不過最近由於抗體產生的問題，已經不再使用這種方法了。

人工授精的懷孕成功例百分之五十以上，是六次以內就能夠懷孕。以此為大致

人工授精的方法

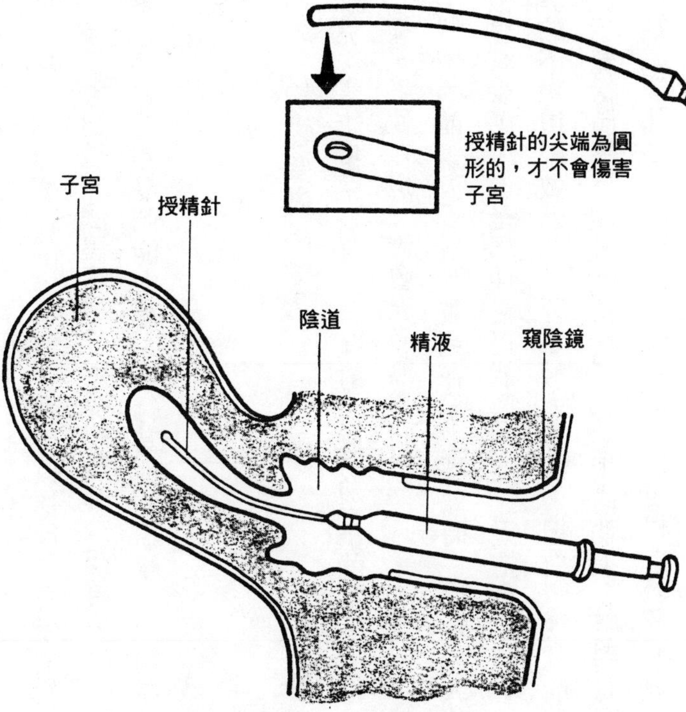

注入陰道後立刻結束，不會感到疼痛

的標準，不過有時要實施十次左右。

人工授精不會疼痛，不需要住院，在門診就可以進行，夫妻間的人工授精成功率為百分之十左右。如果還是無法懷孕，一定要和醫師一起再檢討。

最近，考慮妻子的年齡和受胎能力等，並行其他的治療，能夠在較早的時期開始進行。

■人工授精日當天，男性要做甚麼？

男性真是很悲哀，人工授精日當天，在射精以後似乎就幫不上忙了。這就好像妻子分娩這一天一樣，男性在這一天會充滿無力感。

我認為在人工授精的前一天，為了避免在早上採取時，出現過大的壓力，因此很多夫妻談話的機會減少了。但是男性盡可能要在前一天把自己的心情坦白地告訴妻子，例如「我真的不想這麼做」、「要多努力哦」。坦白訴說就能夠從壓力中解放出來。如果再表示覺得體調不佳，就終止好了。相信就不會感到有壓力，而能夠迎向輕鬆的早晨。為了消除妻子的壓力，前一天一定要和妻子多聊聊。

洗滌、濃縮人工授精的方法

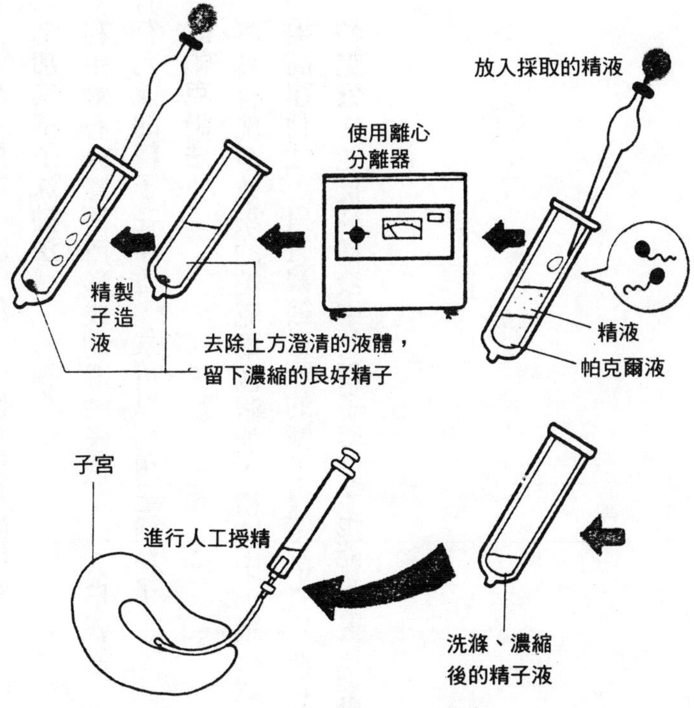

■選別丈夫的精子

人工授精並非把丈夫的精液注入妻子的體內，只選擇運動性良好的優良精子注入，才能夠提高懷孕率。這方法稱為優良精子選別人工授精法，選別的方法主要有以下三種：

①離心分離法

在精液中加入約三倍量的培養液，混合進行離心分離。這時會阻礙授精的物質，成為上方澄清的液體，只有精子會往下沈。採取下沉的精子，使用較濃的精液，即離心分離法。

②加快精子泳動法

利用離心分離法所形成的濃精子液，注入培養液，擱置三十分鐘。這時在上方只有有元氣的精子在浮遊，就可以利用這種精子。

③帕克爾法

將具有洗淨效果的帕克爾液體加入精液中，進行離心分離的方法。經由洗淨以後，提高運動性，只有濃縮以後的精子會下沉，以此為基礎做成精子液。

帕克爾法能提高精液中的精子濃度，也能夠改善運動率，是提高懷孕率的方法。

3、非配偶間人工授精的條件

人工授精的另一種方法，即使用丈夫以外的男性精液（非配偶間人工授精＝AID）。

進行過各種治療，但是懷孕仍然無法成立，然而仍然想要有個孩子的時候，就可以進行這種方法。

授精方法本身與AIH相同，但是使用的不是丈夫的精子。當然，也牽涉了宗教、倫理感等許多微妙的問題在內。而且，因為是特殊治療，不是在任何一家醫院都可以進行的，像日本就是以東京慶應義塾大學醫院為主來進行。

採用這方法時，要充分確認夫妻的意志，嚴格判斷是否合乎條件才可以進行。

適應條件包括丈夫具有絕對不孕的原因，例如無精子症、絕對精子減少症、精子死亡症、結紮手術後無法復原等情形。此外，如果丈夫有無可避免的遺傳因子問題、血型不符合、手術與藥劑造成射精異常等。

這方法是使用他人精液的特殊方法，包含了倫理、宗教、法律問題在內，所以夫妻之間一定要充分商量，才能夠進行。

■精子的提供者

使用丈夫以外的精液進行人工授精時，最重要的就是精子提供者的選別。為了避免生下的孩子血型與夫妻不合，而產生矛盾，因此必須要血型符合（ABO或Rh）。此外，還要進行遺傳性缺陷、肝炎、性病等的罹患，以及愛滋病等的檢查，同時檢查是否能夠提供安全並具有充分懷孕能力的精液（本院把吸煙者排除在外）。

此外，精子提供者不可能被接受提供的夫妻所認識，對於生下的孩子也不具有任何義務或權利。

■手續問題

夫妻倆到醫院來，在醫師面前的誓約書上簽名、蓋章，提出戶籍謄本，然後各自確認夫妻的血型和精子提供者的血型。作過詳細的檢查以後，選出與丈夫同血型的提供者。

利用AID的懷孕成功率，因為原本是使用很有元氣的精子，因此比AIH的成功率高出百分之三十左右。

■重點在於夫妻互相溝通

利用ＡＩＤ所生下的孩子，在法律上承認是這對夫妻所生下的子女。

但是實際上不是丈夫的孩子，也存在著精神的問題。

「比起養子而言，至少血液中有一半是妻子的血液，所以……」，很多夫妻因為這理由而採用這種方法。但是最重要的是夫妻之間一定要把這孩子視如己出，扶養至成人。

生下的孩子不論發生任何事情，都是自己的孩子，所以夫妻倆要多花點時間來溝通，一起作決定。

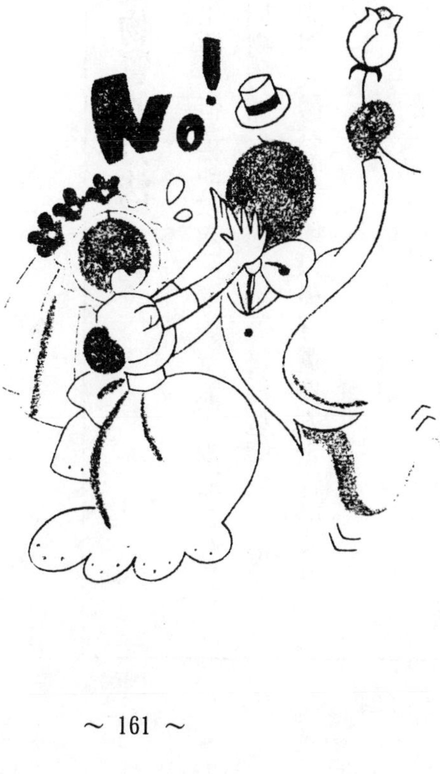

Coffee Break

盡可能避免攝取污染物質的方法

現代人過著豐富、便利的生活，但是卻吸入污濁的空氣，攝取含有農藥的蔬菜、水果，以及含有添加物的加工食品等，過著這種型態的生活。雖然製訂了基準，但是環境污染與人體有關，所以最好選擇安全性較高的食品。選擇方法如下：

①盡可能選擇無農藥、無添加物的食品。

②選擇當令食物。

③要仔細辨認標示，選擇添加物較少的食品。以火腿為例，JAS高級標誌就比JAS標誌的添加物更少。

食用時，蔬菜、水果要削皮，浸泡在水中。如果是加工食品則必須用熱水燙過或煮過，像維也納香腸等則必須在香腸上劃幾刀，煮一～二分鐘，就能夠使添加物減半。

這些物質對於不孕會造成何種影響，並未加以檢證。但是為健康著想，要盡可能過著安全的飲食生活。

4、何謂體外受精？

一九七八年，英國最早的體外受精兒誕生了。被稱為「試管嬰兒」的體外受精兒，一般而言分為贊否兩派不同的理論。在大眾傳播媒體上，不斷加以渲染，後來就成為不孕症夫妻的最後手段，在世界各國進行。

日本在一九八二年設立日本受精著床學會，一九八三年在東北大學進行最初的分娩，後來就在各地進行了。

體外受精即從卵巢把妻子的卵子採取至體外，同樣採取到的丈夫的精子與妻子的卵子在體外受精，培養受精卵，移植到妻子的子宮內。正式名稱應該是體外受精、胚胎移植。

■「插手生命過程」

這方法彷彿是向倫理問題挑戰，即「是否能任意插手生命的過程呢」？學會認為體外受精是『判斷除此以外，經由其他醫療行為，無法成立懷孕時才可以進行』。具體而言，具有以下的適應規定：

表20　體外受精的種類

	對　　象	特　　徵
IVF・ET (體外受精、胚移植) In Vitro Fertilization Embryo Transfer	都是以不孕症為對象。 (具有一定數的精子，有排卵)	比較不會造成身體的負擔，具有能夠實施的優點。隨著冷凍技術卵子的提升，今後應該會提升懷孕率。
GIFT 法 Gamete Into Fallopian Transfer	至少必須要有一邊的輸卵管能夠通過，黏連較少。	要在腹部打開腹腔鏡的切開洞，或者進行小的切開，才能夠實施。 懷孕率較高。 次數有限。
顯微受精 Micro Insemination	利用 IVF、ET、GIFT 無法懷孕時。 精子非常少時。 精子運動率較低時。	在有限的設備中進行，成功率還很低。

①不能夠治療的輸卵管性不孕

由於子宮外孕等手術，導致失去兩側的輸卵管或輸卵管完全閉塞時。

②不能治療的精子減少症

經由各種的治療和手術，但是精子數卻無法增加，經由人工授精也無法懷孕的情形。體外受精只能夠用丈夫的精子來進行，所以不適用無精子症。

③重度子宮內膜症

因子宮內膜症而使輸卵管阻塞，或是卵子運送至輸卵管的機能受損時，經過各種治療也無法懷孕時。

④免疫性的不孕症

女性的身體無法接受男性的精子，產生免疫抗體。經由人工授精也無法懷孕時。

⑤原因不明的不孕症

稱為機能性不孕，經由各種檢查也無法找到原因。反覆進行人工授精也無法懷孕時。

■體外受精的順序

體外受精的方法和處置，因醫院的不同而有所不同。基本上，按照以下的順序來進行的。

①誘發排卵

體外受精成功的關鍵，就在於要採取幾個具有良好受精能力的卵子，以及有效地回收具有較高的受精能力的好精子。還有如何建立最適當的培養條件，以及哪一種胚胎移植最好等。

這些關鍵中，先說明關於誘發良好排卵的條件。

卵子的成熟度不會參差不齊
患者的肉體、經濟負擔較少
沒有副作用

能夠滿足以上條件的方法如下：

1 自然排卵（不使用藥劑）

我的理想排卵誘發方法就是自然排卵。自然排卵不是進行荷爾蒙操作，不會增加肉體的負擔，也沒有副作用。問題在於只能夠採一個卵，但是如果是良好受精卵，懷孕的可能性也很高，不必擔心多胎的問題是最理想的方法。不過通常進行三個受精卵胚移植的懷孕率最高，所以要使用排卵誘發劑。為了移植三個受精卵，需要採取四～六個受精卵。

2 Chromide 法

生理期開始的第三天至第五天，開始服用一天一顆～三顆的 Chromide 誘發劑。利用這種藥物，通常能夠採到二～六個卵子。利用降低雌激素荷爾蒙的作用，能夠排出複數的卵子。採卵大都在第十二～十五天進行。但是根據美國研究團體報告顯

體外受精的方法

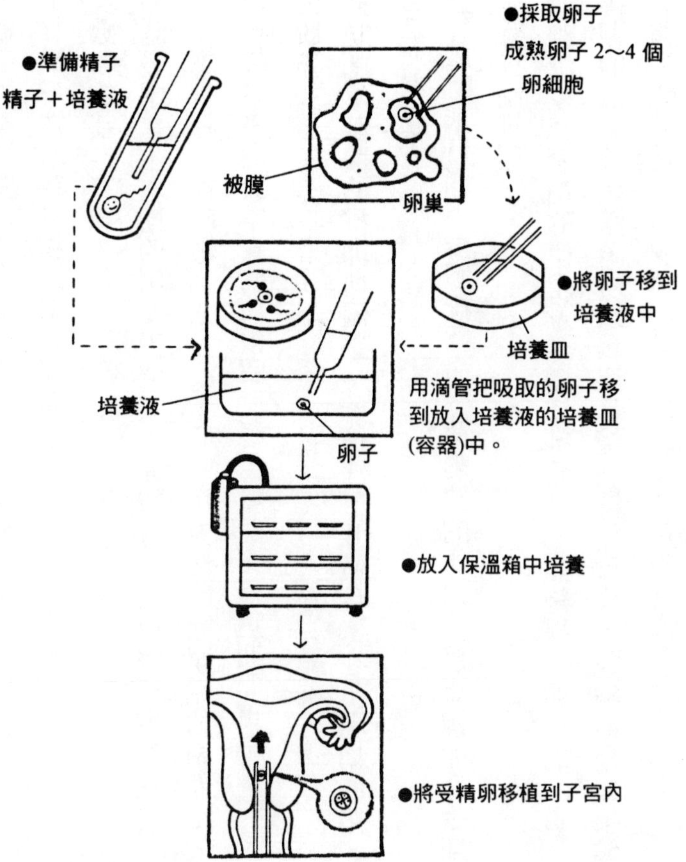
●採取卵子
成熟卵子 2～4 個
●準備精子
精子＋培養液
卵細胞
被膜
卵巢
●將卵子移到
培養液中
培養皿
培養液
用滴管把吸取的卵子移
到放入培養液的培養皿
(容器)中。
卵子
●放入保溫箱中培養
●將受精卵移植到子宮內

示，對於卵子會造成直接影響的效果並不大。

3 Chromide＋hMG注射或單獨注射hMG

這是採取多數卵的基本方法。

hMG排卵誘發劑在生理期的第三天開始，連續每一天或隔日進行注射，直到排卵以前。如果反應良好，採卵數為八～二十個。這方法的問題點即副作用的發現率較高，尤其是年輕患者由於本身的荷爾蒙反應，可能比預定期間更早排卵。

4 Splecur、遮斷法

能夠一邊抑制腦下垂體的排卵荷爾蒙，一邊注射hMG。在生理期的第一天，就要使用Splecur這種藥劑。

Splecur具有遮斷來自腦下垂體排卵命令荷爾蒙的作用。遮斷排卵命令卻只傳達注射刺激，能夠控制排卵。

其優點即能夠減少誘發劑的使用量，增加排卵數。能夠提升卵子的品質，提高懷孕率。因為排卵的命令被遮斷，所以較容易控制排卵日等。缺點則是如果懶得使用，反而會降低卵子的品質，減少採卵數，而且價格昂貴。

5 Splecur、長期法

表21　製藥公司向厚生省提出的 hMG—hCG 的血栓症、腦梗塞

發症年月日	年　齡	復原狀況
1982年 6月 7日	28	死　亡
90年 7月 4日	29	後遺症
92年 3月 3日	32	〃
7月 6日	31	〃
7月 8日	31	〃
94年 3月 3日	28	復　原
8月 1日	34	〃
9月13日	31	後遺症
12月13日	33	〃
95年 1月26日	30	〃
4月 3日	32	〃
6月24日	32	〃

根據『每日新聞』1995.12.12

從預定採卵周期前的高溫期中期開始，使用 Splecur 的方法。

6　Splecur、長期間法

使用 Splecur 二～三個月，能夠完全控制採卵的方法。

7　長期使用 Lupurine 法

如果用 Splecur 無法完全控制時或覺得 Splecur 很麻煩，為了得到相同的效果目的，可以使用 Lupurine 注射藥。注射後大約二十五～三十天以後，開始注射ｈＭＧ。有的注射藥在注射後，立刻就可以開始用ｈＭＧ，但是在國內並沒有銷售這種藥物。

以上就是關於排卵誘發方法的代表性方法，為各位說明了幾項。不過，要考慮年齡與排卵狀態等，不能夠說明何者到底是最適合的方法。也要考慮副作用等的問題，和主治醫師商量，這一點最重要。

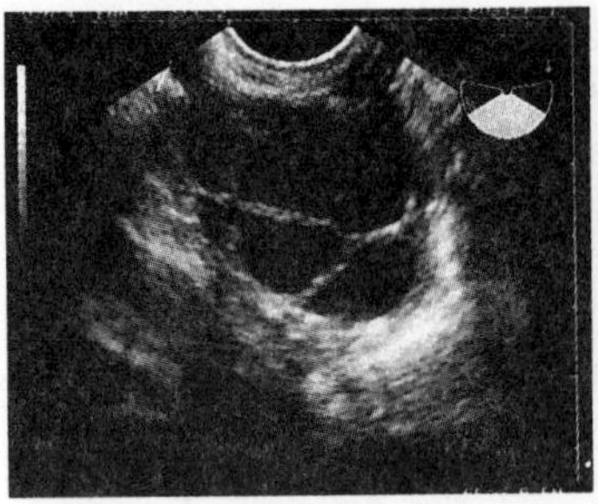

Ⓐ利用 hMG 注射所形成的卵泡

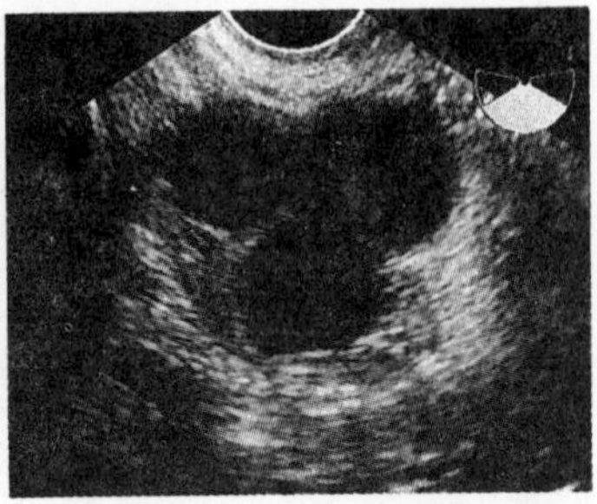

Ⓑ利用 Chromide 形成的卵泡

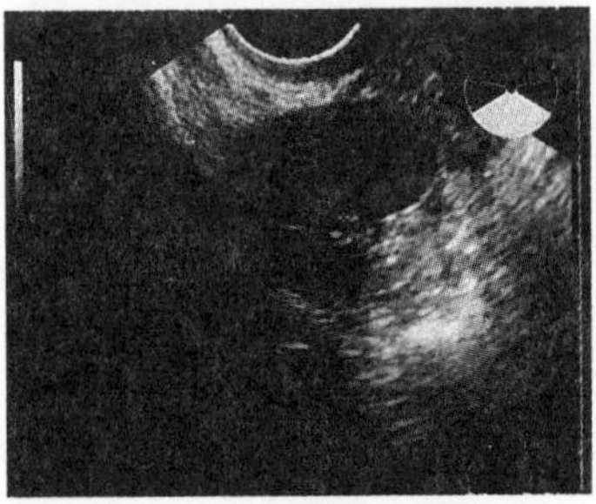

Ⓒ利用自然排卵形成的卵泡

①使用排卵誘發劑，使多數卵泡發育出來

②採取的卵子被顆粒膜包住

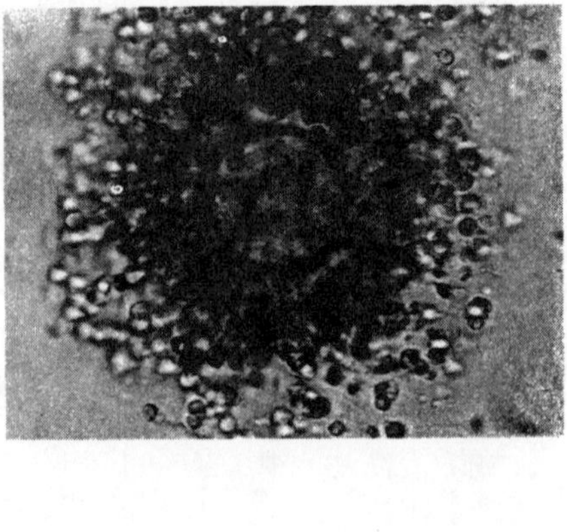

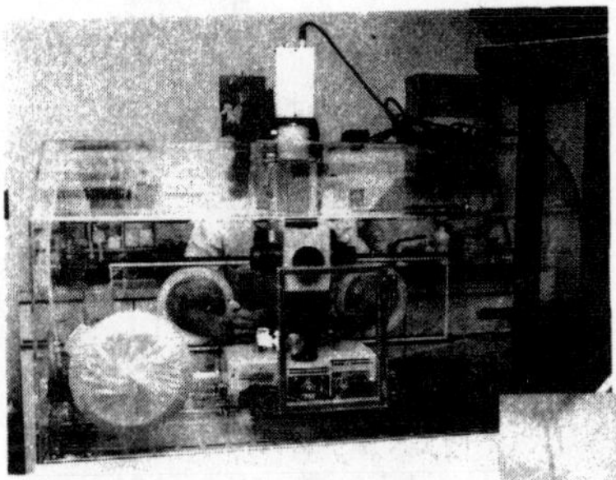

③在操縱艙內確認卵子。

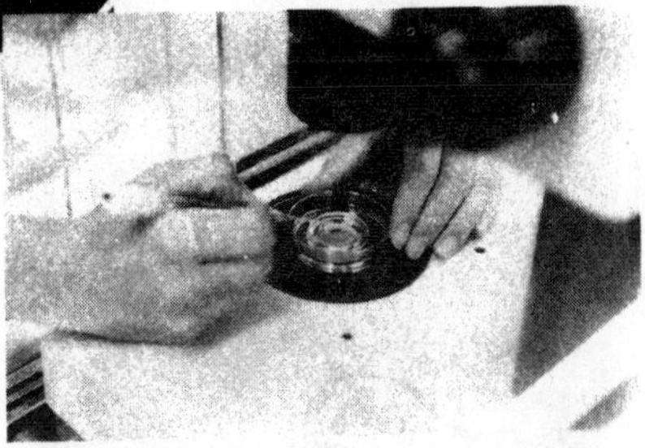

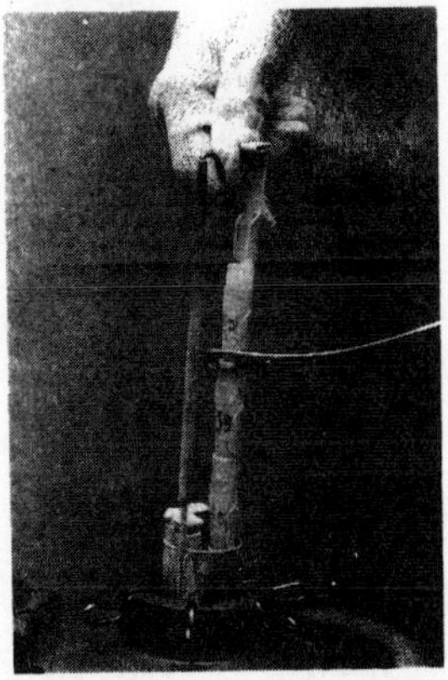

④使用冷凍精子進行授精，冷凍精子是從液體氮中取出的（左）。

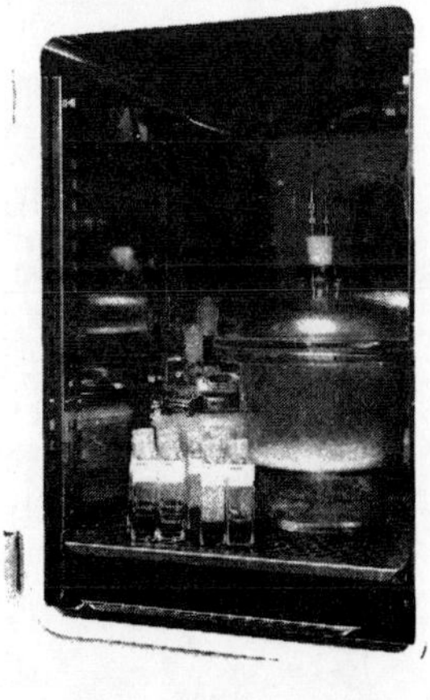

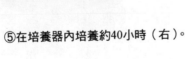

⑤在培養器內培養約40小時（右）。

②採卵的採精準備

決定採卵時期時，要用超音波監控卵子的發育。從生理期開始第六～七天時，要每一天開始進行超音波檢查。初期的超音波檢查是為了觀察子宮肌瘤的有無或卵巢的狀態等，所以是必要的檢查。開始注射以前，一定要檢查一次。

卵子的成熟度必須要測定血液中的雌二醇。標準是一個卵子的直徑為十八㎜大小，每一個卵子的雌二醇為一八〇～二五〇pg左右，則表示這卵子已經充分成熟至可以受精的狀態了。

卵子的受精需要減數分裂的開始。能夠促進減數分裂開始的hCG荷爾蒙藥劑注射到體內。

注射了hCG三十六～四十小時以後，因為卵子的受精能力在注射hCG以後，在這時期最高。如果錯過這時期，卵子會變性。

決定採卵時期以後，丈夫要作禁慾的準備。

③採卵與採精

通常採卵要用麻醉的方式來進行。不過，考慮到麻醉藥的影響，有的設施是以無麻醉的方式來進行。

利用由陰道插入的超音波機械和針採卵。採卵大約在十分鐘以內就會完成。採卵事故包括針誤插入膀胱或損傷腸等。如果是熟練的人員，幾乎不會發生這些意外事故。

原則上，男性在採卵的同一天到醫院去，於指定的時間內進行手淫採精。

利用普通的方法無法採取精子時，也可以利用附睪精子回收法。

・附睪精子回收法

即由附睪採取精子的方法。這方法是針對雖然睪丸能夠製造精子，但是因為某種原因，精子無法排出的狀態之患者，才進行這種方法。大都是因為輸精管閉塞，診斷為無精子的患者，可以適應這種方法。此外，脊髓損傷或重症陽萎等患者，可以適用這種方法。

精子積存在附睪，因此使用細玻璃管或金屬針，由附睪採取。目前使用局部麻醉的方式，花十五分鐘的時間就能夠採取。

採取當天不能夠泡澡，在日常生活方面則沒有任何妨礙。

採取的精子可冷凍保存，分數次使用。

④卵子與精子的培養

採取的卵子為了要完全成熟，因此要在培養液中培養三～六個小時，而精液要加入培養液進行離心分離，洗淨濃縮精子。

⑤受精

調整卵子與精子的狀態以後，把各自的浮遊液放入血中，等待受精。通常在三～十二個小時以後會受精，不過如果精子的能力和卵子的成熟度不夠，就無法受精。受精卵會持續分裂，成為胚胎。

⑥胚移植

採卵後經過二～三天，分裂為二～八個胚胎，使用細管靜靜地移到子宮腔內。在保持良好形態的狀況下，分裂四以上的卵子出現四個時，則懷孕的成功率極佳。胚移植不需要進行麻醉，只要躺在內診台上花四～五分鐘就結束了，然後靜躺三～六小時再回家。

此外，也可以繼續住院，直到確認懷孕為止。

⑦受精卵的子宮內移植數

經由一次的體外受精而大量形成的受精卵進行冷凍保存，等到下一次再利用。體外受精能提高懷孕率，一次要取出許多的卵子，但若一次把五個以上的受精卵移

體外受精卵的發育

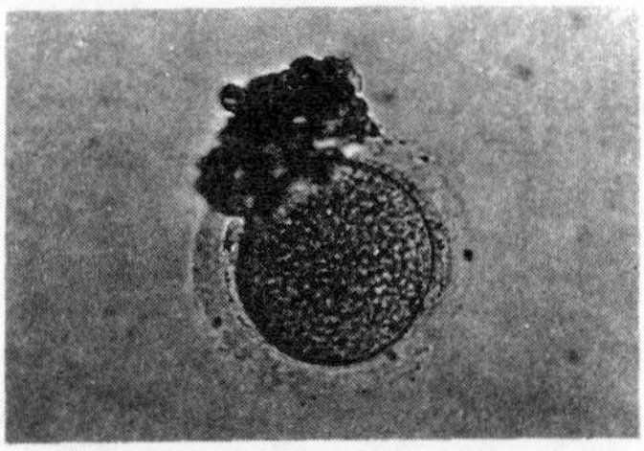

①未受精卵

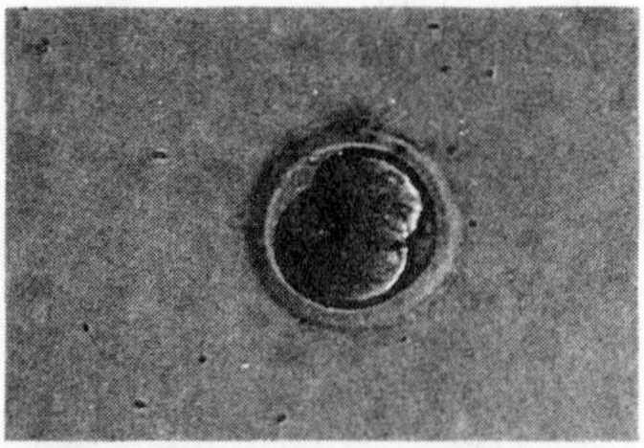

②2分割卵

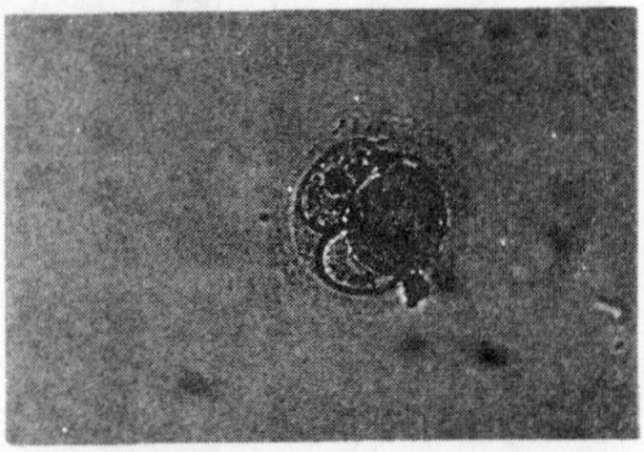

③3分割卵

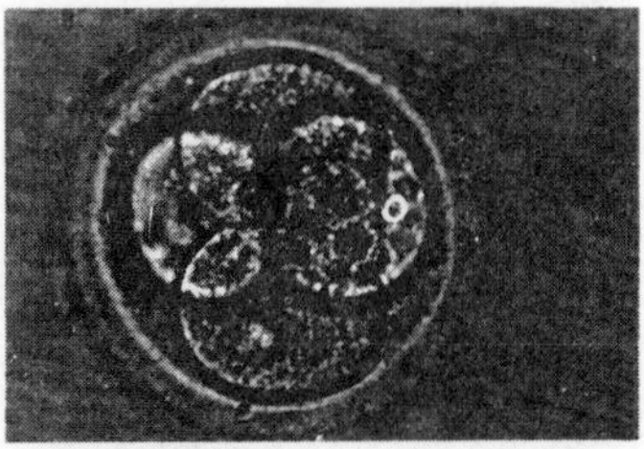

④4分割卵

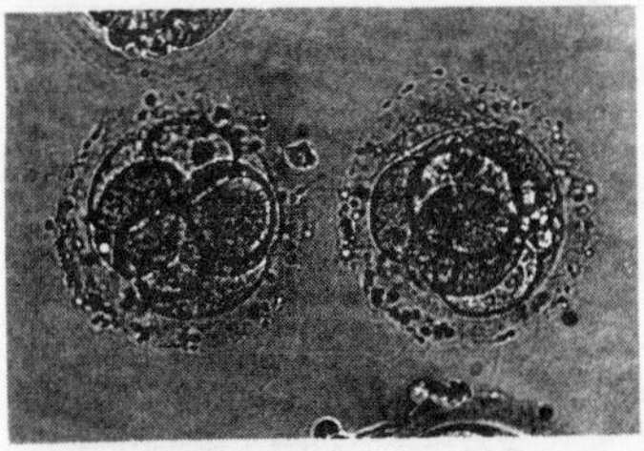

⑤6分割～8分割

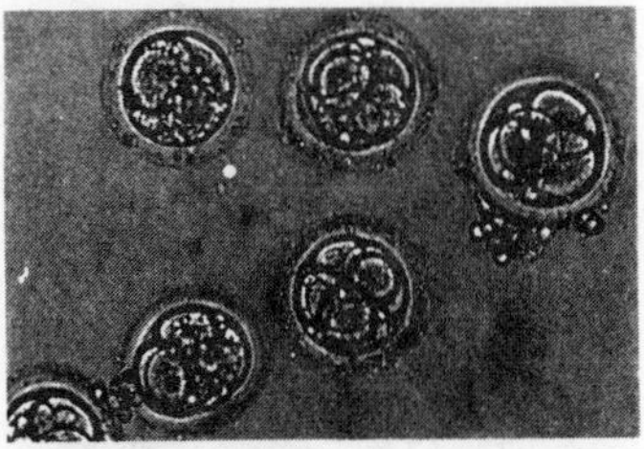

⑥多數受精卵

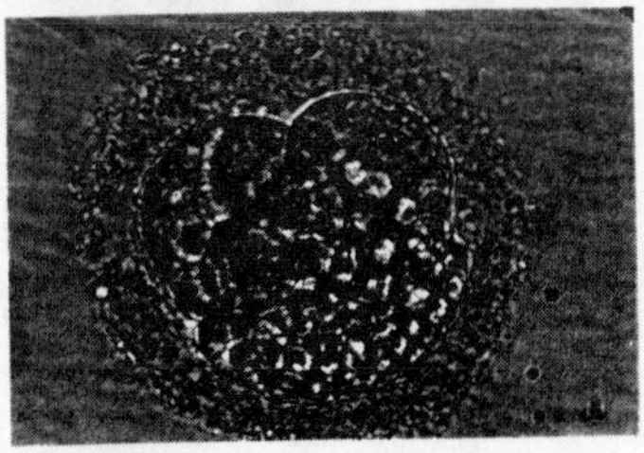

⑦變性卵

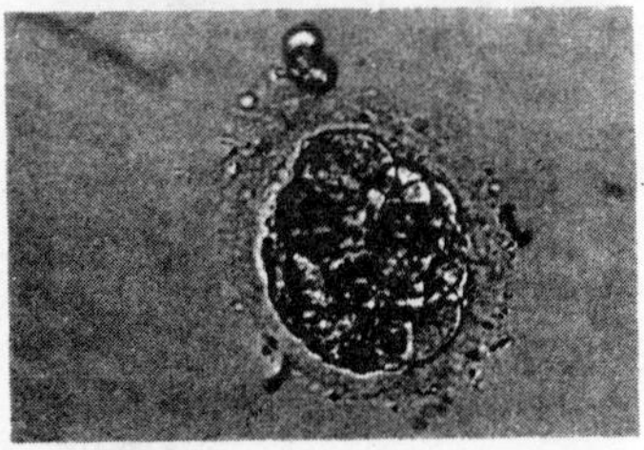

⑧變性卵

植到子宮內，也無法提高懷孕率，所以如果採取五個以上時，剩餘的受精卵要進行冷凍保存。四個以上的受精卵移植到子宮內，有時候會形成四胎（四胞胎）懷孕。

懷孕分娩若是三胞胎以上的管理，非常困難。在我的醫院裡，原則上移植受精卵的數目僅限於三個以內，剩餘的受精卵則進行冷凍保存。我想，將來設備完善的醫院，受精卵的數目都會維持在三個以內。

體外受精的懷孕率為百分之九～百分之二十五。當然，依醫院的不同，數字也有所不同……，費用也依各醫院的不同而有所不同。

■顯微授精

這是在體外受精時，在顯微鏡下操作卵子與精子，進行人為受精的方法。這方法對於精子數較少，活動遲鈍等，問題出在男性時，出現不孕煩惱的夫妻而言，是有效的治療法。如果進行體外受精也無法懷孕時，使用這方法也有效。

現在，顯微授精的主流是卵細胞質內精子注入法（ＩＣＳＩ）。這方法是只要使用一個幾乎不動的精子或根本不動的精子，就能夠受精。

ＩＣＳＩ是選出一個精子，注入一個卵子內。在受精的瞬間要進行人為操作，

卵細胞內精子注入法的實際

使用顯微授精專用的顯微鏡。

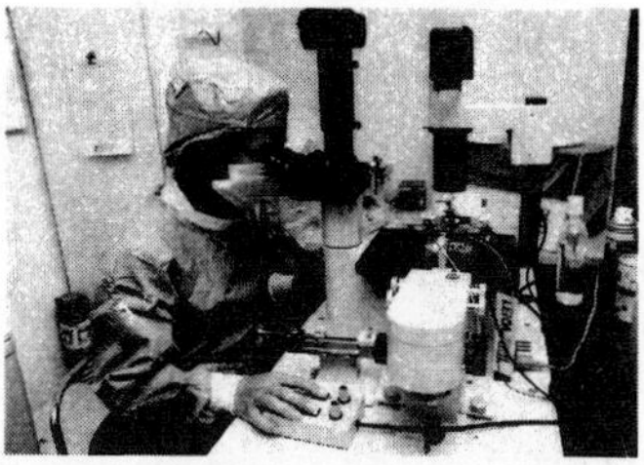

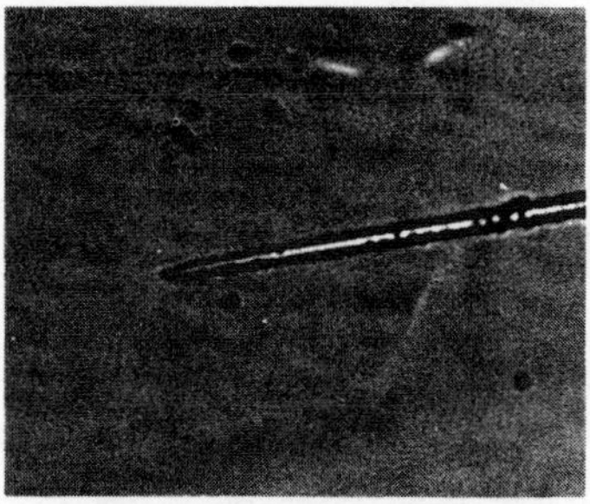

①決定 1 個正常狀態的精子，壓迫尾部，降低運動性,從尾部吸入針內。

②將 1 個精子注入由左側滴管保持的卵子內，突破透明帶。

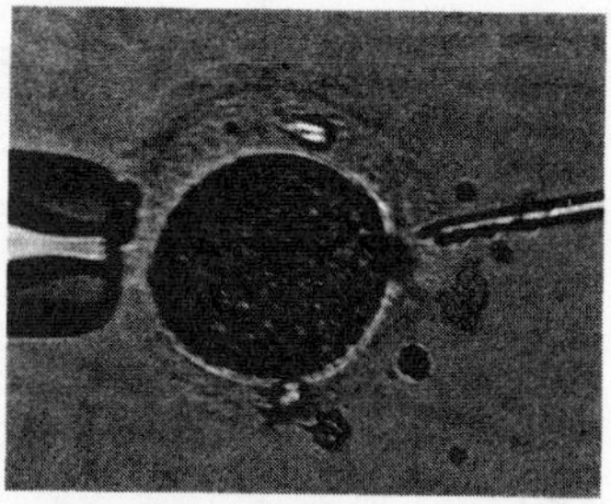

③刺入卵子表面的瞬間，卵實質陷凹處。

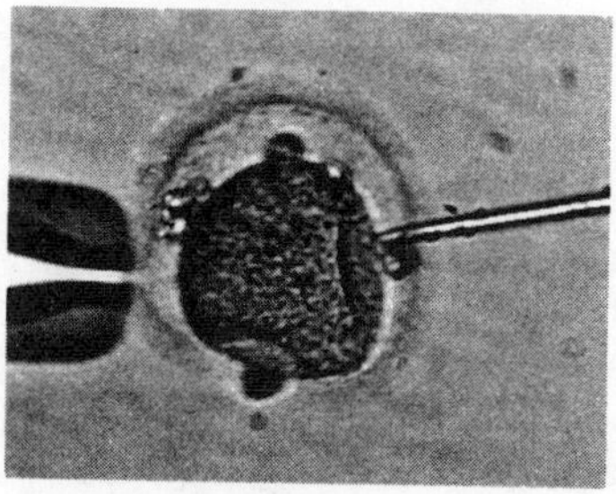

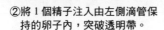

顯微受精的種類

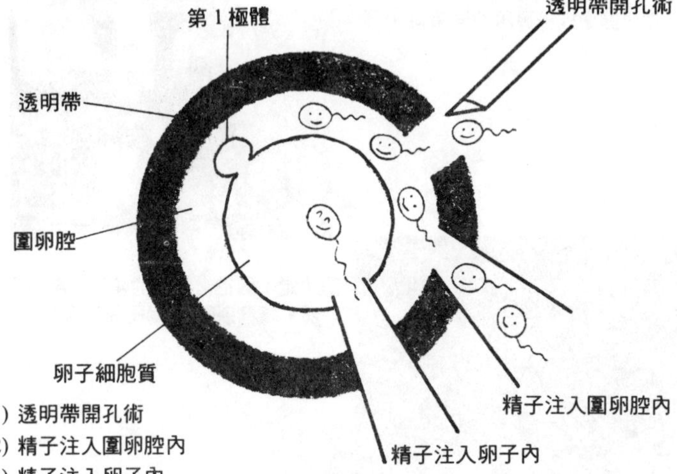

1) 透明帶開孔術
2) 精子注入圍卵腔內
3) 精子注入卵子內

當然有人認為這人為的操作會違反倫理。

吸引精子的針粗細為七微米，從尾巴開始吸引。精子插入卵子的中心部。雖說精子不產生先體反應就無法受精，但是顯微授精即使利用不成熟的精子，也能夠受精、懷孕，所以ICSI法是使精子研究邁進一大步的方法。

ICSI法是解決男性不孕的最佳治療法，但是高機率的受精率不見得是高懷孕率。因為在診斷男性不孕症患者時，也不要忘記檢討女性方面的原因。

■精子冷凍保存

通常體外受精和人工授精在上午進行。

圖表5
利用冷凍保存精子成功例的精子保存日數與復甦率

保存日數(日)

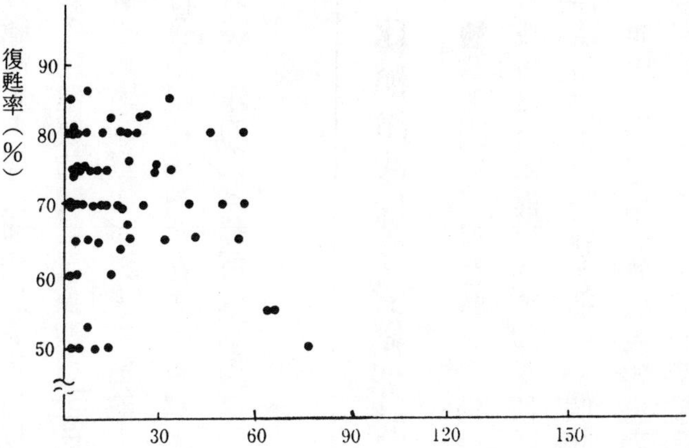

但是，如果丈夫是船員或經常到海外出差，或是因為工作的關係，有時候無法配合採卵日或人工授精日到醫院來。

為了解決這些問題，可以事先選擇方便的日子採取精子，進行冷凍保存。

採取而得的精子要先洗淨，和保存劑一起放在攝氏零下一百九十六度的溫度中保存。理論上，可以保存一百年或二百年。溶解以後運動率也不會減退，而冷凍保存後的精子在進行體外受精或人工授精的當天解凍使用。

冷凍受精絕對不會造成精子損傷，是非常安全的方法。同時與新鮮精子的受精能力完全相同。

精子減少症患者可以利用冷凍保存的

方法，增加人工授精時的精子數。

睪丸腫瘤患者與白血病患者也可以採用精子冷凍保存。趁著年輕健康的時候，採取自己的精液先冷凍保存起來。結婚以後如果發生任何意外事故或因為生病而喪失生殖能力時，就可以利用。相信在不久的將來，這種精子銀行會出現在國內。在美國實際上已經有了精子銀行，所以軍隊或從事可能照射到放射線工作的人，都可以利用。

Coffee Break

移植冷凍保存受精卵時，懷孕的確立問題為何？

懷孕率因冷凍保存時，受精卵分裂狀態的不同而有所不同。我成為日本最早的冷凍受精卵研究團體的成員之一時，在非常的狀態下冷凍保存了受精卵，進行二個胚移植，誕生了雙胞胎。

使用冷凍受精卵能夠減輕患者的負擔，同時也能夠負擔多胎懷孕，是非常好的手法。但是必須要考慮到相同卵時間差懷孕等的問題。

5、值得注意的新治療

最後，為各位介紹一下現在值得注意的男性不孕的新治療法。

(1)H．T法（Hysteroscopic Insemination into Tube）

洗淨濃縮重症精子減少症的人的精液，使用子宮鏡，以人工授精的方式將受精卵移植到排卵側輸卵管內，一cm深處的方法。利用這方法，因為精子進入排卵側的輸卵管內，所以會提高懷孕率。但是因為利用子宮鏡，所以需要熟練的技巧。不需要麻醉，手術後也不會影響日常生活。利用這方法，在慶應義塾大學出現最早的懷孕例。

(2)S．F．T法（Squeeze　Semen into Fallopian Tube　）

將洗淨濃縮的精子加諸一定的壓力，注入至輸卵管膨大部。一邊加壓一邊注入，同時洗淨輸卵管內，精子進入以後，即使疑似閉塞的輸卵管，也能夠利用這方法。副作用則是如果精子漏到腹腔內，可能會產生腹痛。在日本東京齒科大學市川醫院，利用這方法出現日本最初的懷孕報告。

(3)FAST法（輸卵管內精子注入法）

GIFT 法

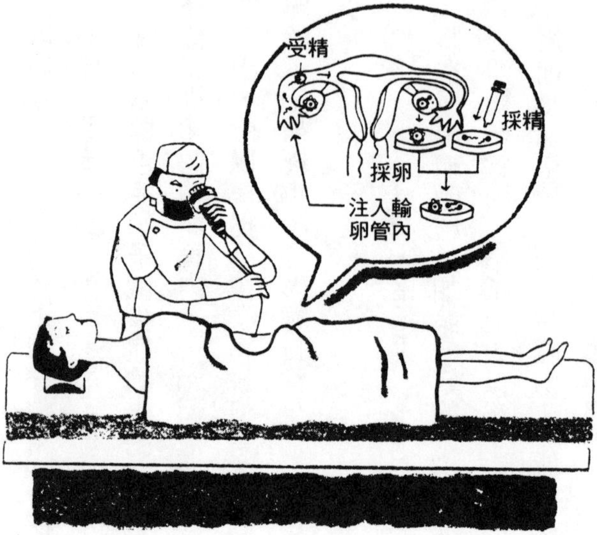

這精子還流法最初的懷孕報告出現在法國。

利用特殊的軟封條堵住子宮入口，壓縮注入精子進行人工授精。注入量為普通人工授精的八倍。

主要目的是為了去除受精部位的閉塞物，或是使其迂迴繞道而提升懷孕率。

此外，因為精子量增多，所以也會增大受精率。利用這方法可以處理因為輸卵管懷孕等，而導致的輸卵管性不孕。

但是，可能會產生抗精子抗體，所以，還是必須要再檢討。

(4)GIFT法（配偶精子卵子輸管內移殖法）

輸卵管沒有閉塞的患者，可能因為輸卵管黏連等原因無法受孕時，適用本法。用和體外受精相同的方法採取卵子，混合精子，將卵子與精子混合的液體注入輸卵管前端一～二cm處，然後自然受精。但是無法確認受精必須回到體內，以及必須藉著全身麻醉進行腹腔鏡操作，所以能夠實施的設施並不多。利用這方法出現在日本最初的懷孕例，是在越谷市民醫院。

(5)卵泡內授精法（DIFI法）

沒有輸卵管閉塞的精子減少症的患者，使用排卵誘發劑的方法，在一九八六年出現最初的懷孕報告。使用排卵誘發劑，將洗淨濃縮的精子注入腫大的卵泡內。通常精子是由輸卵管的子宮側進入，但是這時則是由輸卵管的繖側進入（以逆行性的方式，把精子吸收到輸卵管內）。這方法必須要穿刺卵泡，適用於卵泡未破裂症候群等。不需住院，是簡便的方法。但是遺憾的是目前在國內並沒有進行。

(6)直接腹腔內精子注入法（DIPI法）

洗淨濃縮的精子以逆行性的方式，由輸卵管繖進入輸卵管內的方法。陰道深處與直腸相連，由最薄的腹膜所覆蓋，這稱為道格拉斯窩的部分接近輸卵管繖。最近的作法是把精子注入道格拉斯窩，讓精子吸收到輸卵管內的方法，在海外相當盛行。

■新的精子回收法

(1)人工精液瘤增設術

人工精液瘤是日本所開發出來的精子採集法。人工精液瘤即利用簡單的手術縫合附睪的上方，等待精子儲存到硅酮製的杯子中，利用生理食鹽水等洗淨回收。接受一次手術可以採取十～二十次的精液，採取時不會覺得疼痛，非常有效。這方法廣泛應用在輸精管閉塞例或睪丸無擴大，無法從附睪直接採取精子的患者身上。

(2)睪丸鞘腔內精子貯存法

動手術在附睪管壁作成一個人工袋（鞘），將精子貯存於其中的方法。這手術很簡單，能夠回收精子好幾次。這方法發表於一九九四年，有待今後的研究發展。

(3)利用藥物或電氣刺激的方法

射精不良的患者，根據研究可以利用人工射精的方式使其射精。目前應用的是把硫酸新斯的明注入脊髓，引起反射而射精的方法。利用電氣刺激的方法，把電極插入肛門內，進行電氣刺激而使患者受精的方法。這方法主要是應用在脊髓損傷患者身上，不過對於勃起不全的患者而言，也會出現好成績。

Coffee Break

選擇好醫師好醫院

「自己身邊沒有好醫師……。」

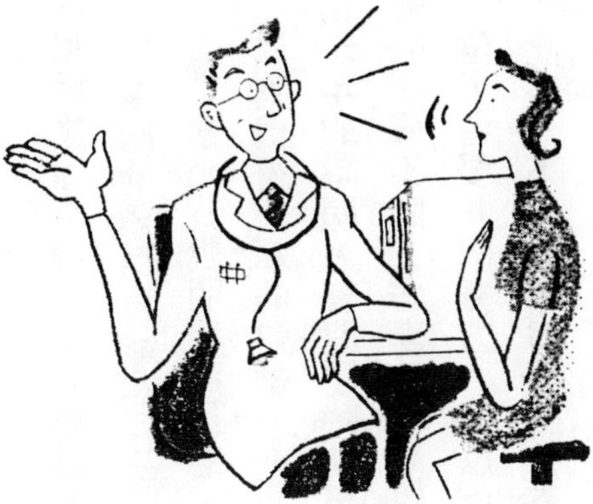

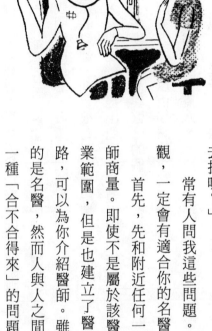

「哪裡才有好醫院呢？要如何去找呢？」

常有人問我這些問題。不必悲觀，一定會有適合你的名醫。

首先，先和附近任何一科的醫師商量。即使不是屬於該醫師的專業範圍，但是也建立了醫師的網路，可以為你介紹醫師。雖然介紹的是名醫，然而人與人之間存在著一種「合不合得來」的問題。如果覺得和這醫師不合，不必猶疑，趕緊去找別家醫師或醫院吧！

好醫師的標準為能夠仔細聆聽自己的談話，能夠親切地回答任何問題，而且會充分說明治療目的、方法、期間等。

遇到值得信賴的醫師，就要很有耐心地持續接受治療。不孕治療至少要花一年的時間，有問題時就提出問題，要遵從醫師的指示。不孕治療與普通的疾病不同，夫妻的情愛與醫師的個性是否相合是重要的問題。醫師與二位患者要共同努力，所以信賴關係非常重要。

此外，不孕治療需要高醫療水準，所以選擇好設施的大致標準就是體外受精大約一個月以內，進行十例以上，處理生殖醫療技術者有二名以上的設施較好。

第七章 終於克服了不孕

終於克服不孕之痛苦的體驗例，現在已經增加很多了。為各位傳達來自許多患者的真實心聲。

沒有比義務射精更痛苦的事情了

（三十八歲・公司職員）

「精子數很少哦！所以運動率不佳。」

聽到泌尿科的年輕醫師這麼說時，男人所受到的打擊女性根本無法想像。我並不是說比女性更為嚴重，但是這是一種否定男性的感覺，在精神上所受到的打擊應該遠超於女性吧！

我今年三十八歲了。在處理電腦軟體的公司工作，是平凡的上班族，以往從來沒想過生孩子的煩惱。

結婚七年以來，我們夫妻倆都無法生孩子。

四年前，妻子生理不順，為了作這方面的檢查而到有不孕門診的醫院檢查。

「到醫院去，立刻就能夠有孩子了。」

剛開始時，二人都抱持著輕鬆的想法，但是卻沒有出現任何徵兆。

不只是女性會不孕，原因也可能出現在男性身上，所以我也必須去醫院好幾次。

要在醫院的廁所手淫採取精液，在這種地方能夠勃起嗎？這真是件痛苦的事，結果發現是精子減少症……。

後來，我也懶得和妻子進行性行為了。很多人都問我：「你有小孩了嗎？」我還真怕沒有小孩會斬斷了夫妻之間的羈絆。

「明天到醫院去，今天晚上好好地睡一覺吧！」

每當治療時，妻子就會對我這麼說，並不是為了體貼丈夫的疲勞，只是為了製造孩子而已。

當然，我也想要孩子，但是要在自宅採取精液，一大早剛睡醒的時候，就要勃起，達到高潮，對男人而言，這真是很不自然的事。

「今天早上十點鐘要開會，必須向那個討厭的營業部長提出先前保留的企劃，否則……。」

腦海中想著這些事，以至無法勃起、射精。

女性能夠自然排卵，但是男性不同，必須要射精才行。

看門診的前一天，如果因為交際應酬而喝酒至深夜才回家，妻子一定會淚眼汪汪地跟我大吵大鬧。

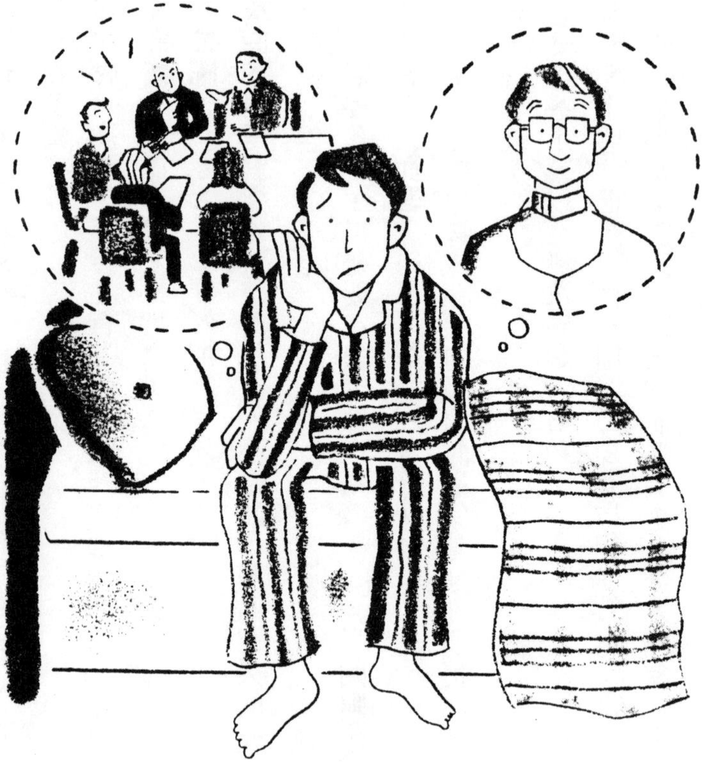

「算了！我絕對不要到醫院去。」

我不想再為孩子的事而爭執了。即使沒有爭吵，夫妻之間也陷入冷戰狀態中，所有的原因都在於「孩子」。

「二個人輕鬆地度日不是很好嗎？即使沒有孩子，我們可以逍遙到海外旅行，打高爾夫球，而且妳也可以再開始工作呀！」

我對沉默不語的妻子這麼說，而妻子只報以落寞的微笑。

妻子看到電視上母親逗弄嬰兒的畫面，或是在電車上看到很快樂的親子時，妻子就會流淚。我見狀也覺得很不忍心。

有一天，妻子正在看雜誌的特別報導，對我說：

「我想去請教這位醫師，你也來試試看嘛！拜託你，幫幫我。」

雜誌上刊載著男性不孕門診醫學診所的名稱，我看看妻子嚴肅的表情，對她點點頭。我也強烈地感受到一種「想要孩子的強烈慾望」。

我們來到男性不孕的門診，發現醫師的談話大都是以心理談話為主。談話內容包括我普通的飲食、工作內容和壓力等等，這使得以往只考慮到檢查問題的我而言，感到有點驚訝，也覺得很輕鬆。我老實地告知醫師工作上的壓力，以及和妻子之間的性行為。

醫師說，不孕症和壓力之間的關係很密切。尤其是男性不孕，有時候只是調整製造精子的機能、運動率等體調，就能夠改善。

歸途中，我覺得自己稍微恢復了自信心，覺得心情非常好。同時，以往彷彿是在妻子的勉強下，才面對「生孩子」的問題，現在自己能夠主動地加入，真是感到高興。

我認為不應該要有認為是夫妻就應該要有孩子的想法，應該是雙方的心意互通，經由自然的性行為而懷孕。

到診所就診四個月以後，使用冷凍保存的精子，妻子終於懷孕了。

以往，夫妻之間常為了想要孩子而有所爭執，互相傷害。我認為在這時候遇到哪一種醫師，進行不孕治療是最重要的一點。遇到值得信賴的醫師，能夠使反目相向的夫妻再朝同一目標邁進。

接受不孕治療四年期間，是考驗夫妻情愛的期間。

輾轉換了七家醫院，到了第十年終於如願以償
（四十歲・主婦）

基礎體溫上升至三六・八度，身體發燙，好像感冒一樣，鼻子癢癢地，下腹疼痛，可能是生理期要來了。

下午時分，下腹疼痛停止，和平常不一樣。如果體溫下降，表示生理期真的要來了，但是卻覺得怪怪的。

是懷孕了嗎？真的嗎？趕緊去買試紙來驗驗看。

晚上，靜靜地驗孕，發現試紙的小窗出現了紅色。

我懷孕了嗎？

趕緊告知丈夫，丈夫難以置信。

第二天接受醫師的檢查，一陣身體都會發抖的緊張感不斷湧現，靜待檢查結果。

「恭喜妳，懷孕了。」

終於等到了這一天，已經輾轉換了七家醫院，經過了數十次人工授精和體外受

精。到了第十年，終於等到了這一天的來臨——。

我在二十九歲時結婚，過了一年還沒有孩子。因此在三十歲接受不孕檢查。也閱讀了很多關於不孕的書籍，甚至到設有不孕學級的醫院聽講。

經過問診、觸診，結果發現左側卵巢腫脹，作詳細的檢查。醫師診斷結果是卵巢囊瘤，一個月以後動手術，慶幸還留下一部分卵巢。

即使體調恢復也無法自然懷孕，因此接受不孕治療，半年後第一次接受人工授精。結果並不理想，生理期按照預定的時間來了。回顧以往，當時我是否真的想要孩子，自己都感到懷疑，可能只是在意他人的眼光，尤其是想要對夫家想要有個交待，才這麼想的。

持續接受人工授精，但是卻沒有懷孕的徵兆，就這樣過了二年。後來主治醫師換了一家醫院，我也換到主治醫師新就任的那一家醫院去看診。

這醫院在不孕治療上非常有名，電視和雜誌上也經常介紹。我已辭去了工作，從醫院到自宅要花一小時的時間，後來我發現到醫院看病，變成我的工作了。當然，沒有孩子會產生焦躁感，卻仍能夠旅行和運動，享受生活。老實說，沒有懷孕反而讓我鬆了一口氣。但是我還是到醫院去看門診，從不曾間斷。

開始看門診，接受了一些新的檢查。結果說是荷爾蒙平衡不良，服用藥物與注射hCG，同時也持續接受人工授精的治療。後來作腹腔鏡檢查。發現輸卵管和腸黏連，終於找出了決定性的不孕原因，令我開心不已。但是消除黏連的情形以後，反覆數次進行人工授精，卻仍然無法懷孕。

人工授精的次數約有二十次以上，我想多半已經沒指望了，於是和主治醫師商量今後的問題，醫師說最好接受體外受精，並介紹我新的醫院。

三十五歲時，初次接受體外受精。排卵誘發劑的反應良好，直到排卵日為止都非常順利。但是只採到一個卵子，而且無法進行分裂。

這真是一大打擊，頓時我的情緒低落。甚至連體外受精都無法懷孕，結果終日鬱鬱寡歡。但是還是打起精神來，等待第二次的體外受精。但是這一家醫院的作法是由醫師來判斷誰可以接受體外受精，我不能夠一味地在等待。我變得越來越焦躁，過了一年以後，也無法接受第二次的體外受精。三十六歲的我認為已經被醫院放棄了，因此覺得不滿。

這時候，我遇到了一位因接受體外受精而懷孕的婦女，她介紹我一家任何人都可以進行體外受精，而且以患者為主的醫院，雖然很遠，我還是抱持著孤注一擲之心到那兒去。

在這家醫院接受五次體外受精，但是還是無法懷孕。

然後又到二家醫院接受四次體外受精，全都失敗。

我已經三十九歲了。

「我還要再嘗試，難道我和孩子無緣嗎？明年我就四十歲了。」

這想法在腦海中揮之不去。我想，如果再過一年還無法懷孕，就決定放棄了。同時接受原醫學診所的照顧，這已經是我開始接受不孕治療的第七家醫院。

第一次的體外受精還是失敗，終於面臨了四十歲大關。以往耗時又耗費地接受了多次的不孕治療，我的心中對丈夫充滿了無限的歉意，心想這一次是最後一次了。

終於接受了第二次的體外受精，而且得到了好結果。

等到這一天來臨，我和丈夫當然喜出望外。但是因為不孕期太長了，所以我也不知道會有何後果，而感到很擔心，並沒有慶祝的心情。懷孕期間，我始終擔心不已，終於迎向臨盆的時期。我想，只有等到肚子裡的孩子哇哇墜地以後，我才能夠放鬆心情吧！

有好幾次我認為「已經不行了」。

看到母子同樂的情景，我幾乎恨得萌起殺機。
這十年以來我能夠持續下去，全是因為有丈夫的安慰。
「沒關係，二人可以輕鬆過日子，可以不必考慮財產的問題。」
看到我這麼痛苦，他鼓勵我。
接受治療時，遇到一些和我有相同煩惱的「同志」，這一點也解救了我。當時，這些人全都接受人工授精的治療，但是除了我以外都陸續懷孕了。當然，懷孕的經過各有不同，有的人治療子宮內膜症而懷孕；有的人是進行輸卵管形成手術；有的人只進行一次體外受精就懷孕了；有的人不到醫院就診，反而能夠自然懷孕。陸續懷孕的人讓我覺得既羨慕又忌妒。
每當我悲觀地認為自己辦不到的時候，大家都告訴我有孩子真是件美事，鼓勵我不要擔心年齡和次數的問題，一定要持續治療。我在醫院遇到很多情況比我更嚴重的人，大家都抱著希望繼續努力著。
目前還有很多人在接受治療，我希望這些人能夠盡早懷孕。
我衷心感謝長年協助我的丈夫。
距離生產的日期已近了，我希望能夠平安無事地生下孩子……。

不孕症的丈夫不幫助我，有時候令我很生氣

（三十三歲・主婦）

為甚麼不孕治療只有女性才承受痛苦呢？為甚麼丈夫不了解這種痛苦呢？你也要幫助我呀！我經常這麼想。對我而言，這是痛苦的二年。

我在三十一歲，因相親而嫁給了丈夫，共度新生活。當然也期待能夠擁有孩子。在大都會中有很多不願意受到束縛，擁有工作，享受單身貴族生活的女性；或是已經結婚卻重視夫妻二人生活，不想擁有孩子的夫妻非常多。整個社會也不會責難這種生活方式。可是對現代女性而言，與以前的女性不同，只要自己能過著充實的生活，甚至不需要子女。但是另一方面，很多朋友在結婚以後，都自然地擁有了孩子。我也會想要有孩子。

結婚後過了一年，原本我的生活過得悠閑愜意，知道自己不年輕了，而且雖然有工作，也知道擁有孩子不是人生的一切，但是身為女性當然也有想要成為母親，完成這天職的渴望。這種情緒不斷起伏，於是要求丈夫陪我到醫院去。但是重視自

然的丈夫對我說：

「還是自然擁有孩子比較好。」

因為他有這樣的想法，最初知道我的計劃深表反對，但是我仍然決定實行我的計劃。

接受內診的階段，我知道自己無異常，但是醫師卻說：

「女性要接受好幾種的不孕檢查。」

於是，進行丈夫的精液檢查與我的輸卵管造影檢查。

檢查的日子接近了。當天我所體驗到的檢查，是一生中從未曾有過的痛苦經驗。回來以後直到我再去聆聽檢查結果為止，這種檢查所造成的肉體與精神後遺症，讓我持續感到痛苦。同時，我也擔心丈夫的檢查結果。一週以後，我從醫師那裡聽到一番話，讓我覺得心都涼了。

醫師先向我們說明丈夫的檢查結果，很明顯地精子數較少，精子的活動率僅二十％，非常差。精子量較少，所以無法自然懷孕。解決的方法為人工授精，或者到男性不孕專門醫院利用特殊治療方法治療，也許可以懷孕。

聽到這消息，我深受打擊，但是醫師又繼續說下去。這是令我難以想像的可怕結果，經由輸卵管檢查發現我的輸卵管閉塞。我覺得真是難以置信，因為我向來未曾經歷過類似生理痛的疼痛。為了做腹腔鏡檢查，我也辦理了住院手續。

丈夫的檢查數值不良，而我對自己的身體一向很有自信，沒想到身為女性卻出現了最差的結果。想到要在腹部戮一個小洞，令我擔心不已，於是和母親商量。母親知道以後，想到我沒有任何自覺症狀的身體即將受到損傷，也的確令她擔心。她告訴我一次的檢查無法決定一切，要我換個醫院再接受檢查。

半年以後，又到相同的醫院接受輸卵管造影檢查，在這期間，我的痛苦是不知道為甚麼有這樣的身體，每天都覺得很難過。當天就知道檢查結果，我的輸卵管二邊是通暢的。這就表示我很健康，這時我感受到一種難以言喻的喜悅，而且深為當時沒有接受腹腔鏡檢查而慶幸不已。但是同時接受檢查的丈夫，檢查結果數值不良。從這時候起，我又開始擔心丈夫的事情了。醫師認為人工授精有效，於是寫介紹信給我，要我帶到醫院去。

丈夫的心情沉重，在這一年年末到男性不孕門診就診，診斷結果發現精子運動率較低，是因為存在著精索靜脈瘤之故。醫生說，只要動削除手術，就能夠恢復六十～七十％的男性正常機能。我知道這是有效的手術，但是當場並沒有立刻作出決定，便踏上了歸途，後來二人商量了很久。

丈夫因為恐懼和不安，沒有自信接受手術，我認為如此一來會封閉了治療之路。這時候，我所能夠做的只是勸丈夫。在無計可施的狀態下，我們又到醫院去。醫師先建議我們採用人工授精的方法。

男性拒絕動手術，身為女性的我只好犧牲了。當時沒有其他的辦法，只能夠走上這一條路。於是從醫師手中接過原醫學診所的介紹信。

當然，這治療為我帶來一線希望，從別人那裡聽來的說法和配合書本而得來的知識，認為至少需要花一年的時間接受治療。這段期間，我的痛苦將會上升至何種程度，我都感到非常不安。

丈夫因為不需動手術，不必承受痛苦而鬆了一口氣。但是知道自己的精子力量很弱，反而使他喪失了自信。

從寒意料峭的二月開始，漸漸地到了春風送爽的四月，終於到了實施日。我一大早就緊張不已，覺得處置時間與等待的時間相比，剎時就度過了。

後來又接受幾次注射，我想一次不可能成功。基礎體溫的高溫期還是會下降的，因此，心中盤算著下一次的人工授精是在何時開始。

一邊工作一邊過著普通的生活，過了一個月，持續測量的基礎體溫並沒有下降，而預定的生理日已經過了三、四天。以往我的生理非常規律正常，所以只是超過幾天就令我覺得不可思議，甚至超過了一週。

我不相信只治療一次就能獲得成功，於是我懷著複雜的心情到診所去。我被告知我已經懷孕五週了。

作超音波檢查，看到比小豆子還要小的胚芽，這完全是出乎我意料之外的結果，當然我非常高興。二年半的婚姻生活，以及痛苦的回憶不斷湧上心頭。以往種種歷歷在目，不料這麼快就有了好的結果，我有如置身於夢中。

我想，還有很多的夫妻歷經了長期的煩惱，或者數倍於我的煩惱作出了種種的努力，仍未出現好結果的例子並不少。我很幸運在短期內就解決了這問題，如果還無法產生好結果，該怎麼辦呢？想到這裡我不禁毛骨悚然。

說到不孕，以前都認為是女性的責任。現在也了解到男性也會不孕，所以我認為男性也要積極些。

老實說，丈夫拒絕動手術令我頗為恨他，甚至想要離婚，爭吵不斷。不孕治療需要二人互相了解與互助合作，可是只有我擁有被害者意識。

丈夫也很痛苦，他完全喪失了男性的自信。

到公司去，每天在一定的時間都要服藥。如果同事們問他在吃甚麼藥，他該怎麼回答呢？因為一般認為「精子少＝喪失男性的資格」，所以他絕對不會說實話。即使別人不知道這件事，話題很快就會傳開了。現在我也能體會丈夫的心情，不過當時我根本無暇顧及這些問題。

能夠體貼對方、尊重對方，互相陪伴對方成長，即使沒有子女，也能過著充實的人生。

不孕治療不是一種疾病，但卻會出現肉體與精神的痛苦。為了減輕痛苦，夫妻倆互助合作是最重要的。有時候也需要自我反省，尤其國人有站在自己的立場和角度來評論他人的傾向。結婚與否是個人的自由，如果認為結婚以後就一定要有孩子，這也未免太主觀了。

我這一次的體驗並不是快樂的回憶，可是至少我能體貼他人的心情了。現在我懷孕四個月，希望能夠平安無事地生下孩子。

檢查結果醫生宣告是最差的「無精子症」

（三十六歲・公司職員）

開始不孕治療已經二年了，過了三十歲結婚以後，二人都想要有孩子，但是過了一、二年，都沒有孩子。

妻子到婦科去就診，是結婚二年以後的事。遵從醫生的指示，為了測量基礎體溫，早上六點三十分必須起床。我記得當時送給妻子的生日禮物就是鬧鐘。看門診已過了半年了，當時妻子抱著懷孕的希望，甚至晚餐時所談的也是到醫院去的話題。「真希望能夠早點有孩子……。」話題始終在這問題上打轉。我為了了解妻子的痛苦，所以都仔細聆聽她的談話。但是還是無法懷孕，最後連我都要接受檢查了。

有一天早上，我和妻子一起到醫院去採取精子，這是我活了三十年以來初次的經驗，感到非常緊張。然而妻子已經習慣了出入醫院。我卻對於要把門稍微打開一點，感到非常猶疑。

結果很糟糕，沒有孩子的原因出在我身上，即「無精子症」，也就是「即使是良田，沒有種子也無法種出植物」。

我無法接受這打擊，然而由於我的個性積極，會和妻子好好地商量有沒有孩子的問題。但是，我卻無法了解何謂「無精子症」。

我勸妻子放棄想要有孩子的念頭，但是妻子仍表示她想要有孩子。和醫師商量以後，決定找出一個好方法來。岳母和妻子閱讀了很多書籍，吩咐我「要做這、要做那」。

「東方有漢方的治療，就要用東方的治療法……，西方有新的治療法的醫院，就要到西方就診……。」我毫無怨言地接受了妻子和岳母所調查的民間治療，我告訴自己：「原因出在我身上嘛！」但是到醫院去時，無法向公司說實情，只好說謊請假或遲到……。這的確是非常糟糕的事。有一次，吃藥的時候正好被上司看到，上司問我這是甚麼，我只回答：「胃不好……。」

也到小田原市接受睪丸的針灸治療，現在還留下燙傷的疤痕，看到這疤痕，我就想到以往痛苦的日子。唯一令我想到快樂的事情，就是從小田原搭車回來時，在車上喝啤酒，吃魚板……。一邊喝啤酒心情也放鬆不少，但是還是無法產生好的結果。和妻子談話的機會減少了，因為每次談話時，都會發生爭執。當時，我有一種想法就是：「我不要孩子了，我要離婚單獨度日。」

當時，從雜誌上的報導知道了原醫學診所的原醫師，於是去拜訪他，把以往的經過告訴了醫師，結果知道了有一種附罩精子採取法。和妻子商量，接受這種治療，不知怎地，我和妻子一起產生一種要夫妻互助合作的想法。

附罩精子採取法──顯微授精治療順暢進行。到了胚胎移植日時，我以愉快的心情帶妻子到醫院去。放鬆了緊繃的情緒，我想：「也許能夠成功吧！」結果第一次的顯微授精卻失敗了。

妻子非常憂鬱，然而我仍然不灰心，甚至想要挑戰五次……。到了第五次終於懷孕了，我和岳母都覺得很高興，但是到了第七週卻流產了。妻子難過不已……。我並不擔心失敗，卻擔心妻子，安慰她道：「加油吧！這不是誰的錯，只要我們互助合作，建立起信賴關係……。」如果在這時候責怪妻子。也許夫妻關係到此結束。醫師也擔心不已，不斷地鼓勵我們。

現在還沒有孩子，但是考慮到我和妻子的關係，透過不孕治療我覺得自己成熟了。雖然原醫師建議我時，我拒絕寫下這篇體驗談，但是現在還是有閑情意致來寫這篇體驗談。以前，大家認為孩子是上天賜予的，根本不會考慮到接受人工手術，

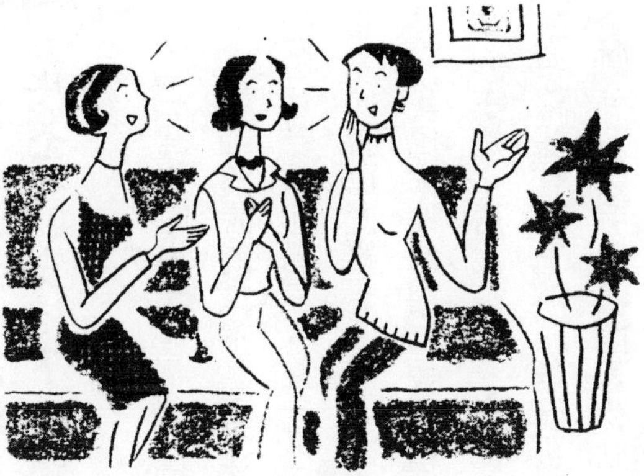

也許這是一種否定人工醫學的態度，這是完全不了解自己的作法。

但是，現在到醫院去已經成為我的日課，在公司也能夠坦然地告訴同事：「我正在接受這種治療。」能夠充分了解人工治療的優缺點，讓我覺得不孕治療是重要的治療。

最初，我本身有一種自卑感，盡量避免和妻子談話，只是按照妻子的吩咐去做。但是現在和原醫師、妻子三人之間建立了信賴感。即使有孩子，在現代社會中也可能會出現虐待等問題。

不過這是妻子的希望，所以我會堅持到最後關頭。最高興的事情莫過於透過不孕治療，讓妻子和我成為真正的夫妻……。

「不要放棄，繼續努力」
在丈夫的支持下持續治療……………………（三十一歲・主婦）

「回來吧！」

醫師所說的這番話是甚麼意思呢？到底有何種希望呢？我認為醫師只是要我接受體外受精而已。本來我已經陷入了絕望中，但是醫師的這番話卻讓我見到了一線曙光。我已歷經了八年，才到達這地步。

我比其他的朋友較早結婚，二十一歲就結婚了。起初，我想等我能夠勝任成為家庭主婦，再生孩子。成為專業主婦三個月，半年後我就覺得很無聊了。很自然地就希望擁有孩子，於是停止避孕，但是卻無法懷孕。眼看著住在同一大樓的人大腹便便，不久手上就抱著嬰兒。我覺得很奇怪，於是在結婚第二年時，到某家醫院去診治。經過一系列的不孕檢查，醫師宣佈檢查結果無異常。

究竟有甚麼地方不對勁呢？

應該不是這樣的……。我想也許是這家醫院不好，於是我把這家醫院所拍攝的子宮輸卵管造影X光帶到大型醫院受診。看X光片的助教說：

「這可能是子宮內膜症，最好經由腹腔鏡直接觀察腹部，較能夠明白。」

真的是有原因的。在這裡治好疾病，也許就能夠懷孕了。當時，我想得很輕鬆，但是我並不知道子宮內膜症一直折磨著我。不久以後，我就住院接受腹腔鏡檢查。正如醫師所說的，是子宮內膜症。而且症狀嚴重，罹患的是子宮內膜症，應該要盡早懷孕較好。於是一邊量基礎體溫一邊使用排卵誘劑或注射，努力懷孕，但是還是無法懷孕。當時我因為生為女人卻無法生育，感到很悲傷。為甚麼只有我要承受這種痛苦呢？感到非常煩惱。周遭的朋友向我打招呼時，都說：

「還沒有孩子嗎？」

一定會問我這句話，比我晚結婚的朋友後來都生孩子了。我只好向丈夫發洩這種焦躁的情緒，每當丈夫拖著疲憊的身體回來時，我都會向他發洩不滿的情緒。

後來，因為內膜症，右卵巢腫脹。只好暫時中斷不孕治療，利用藥物停止半年的生理期，開始治療內膜症。

但是接受半年的治療以後，卵巢的情形並沒有改變。結果醫生認為這麼下去不是辦法，只好動手術。消除右側卵巢不良的部分，取出在腹中的內膜症病巢，左邊的卵巢是多囊性卵巢，即舊卵沒有排掉，貯存於其中的狀態。因為動手術而使我變得越來越懦弱。我想，也許自己真的無法擁有孩子，已不再抱存任何希望了。出院後，也到醫院看門診，但是並沒有積極地接受不孕治療。

周遭的親友絕口不提生兒育女的事情了，而我也重新調整情緒，認為既然沒有孩子，我可以享受自己的人生，去海外旅行、滑雪或做自己愛做的事。

結婚第五年，我們因為丈夫的工作而搬到東京去。到了東京以後，就無法到醫院看門診了。但是我發現生理痛比以前更嚴重，感到很擔心，甚至不能站，不能坐，發冷發汗。必須要在床上躺一、二天，服用止痛劑也無效。難道是症狀惡化了嗎？我想到醫院去，但是每天的生活都很忙碌，所以一直拖延著。

有一天黎明時，我因為腹痛而醒來。以右下腹部為主，感受到以往從未經過的疼痛，而且發冷發汗，我抱著腹部蹲了下來。丈夫拿止痛藥給我服用，一直等到早上。我知道是卵巢出了毛病，於是趕緊到附近的綜合醫院接受診治。醫師說：

「怎麼到這時候才發現呢？」

感到很生氣，原來是右邊的卵巢腫大了。

動剖腹手術的前一天，醫師向我說明。這一次要完全取出右卵巢和輸卵管，因為卵巢相當大，而且黏住子宮，所以如果無法好好地拉開，可能會引起大出血，危及生命。這時就要連子宮一起摘除了。知道可能會失去子宮，讓我深受打擊，如此一來就會成為真正無法懷孕的身體了，而喪失了女性的資格……。

「子宮留下來了嗎？」

手術結束以後，還沒有從麻醉中完全清醒過來。在模糊的意識中，我看到醫師時便問他。

「不要緊，留下來了，妳安心吧！」

聽到這番話，我鬆了一口氣，閉上眼睛。這時，我才了解到自己的身體非常重要，反省自己為何要抱持著放棄的心態，不再到醫院去就診呢？雖然留下了子宮，但是失去右邊的卵巢，對於不孕治療而言，當然也是一大阻礙。此外，在同一病房遇到因子宮外孕而住院的人，在與我談話時，談到體外受精的話題。這人有二次子宮外孕，失去了兩側的輸卵管，現在除了體外受精以外，沒有懷孕的可能性，因此她打算等身體恢復以後，接受體外受精。我在出院以後，在書店發現進行體外受精的著名醫院的醫師所寫的書，於是趕緊買回來看。

看了這本書以後，我覺得自己大概也只能到這地方接受體外受精，否則就無法懷孕了。於是手術後四個月，我和丈夫一起到這家醫院去。

做了丈夫的精液檢查和子宮輸卵管造影檢查以後，院長說：

「丈夫的精液並不好，我開一些漢方藥，要持續服用哦！」

原來丈夫的身體也有一些原因……。他又對我說：

「還是使用誘發劑排出幾個卵子來吧！……可能要多作幾次哦。」

我這樣的身體也是無可厚非之事……，來到這裡我也願意嘗試。

醫師為我注射誘發劑，體外受精的日子終於來臨了。正如院長所預料的，只排出了三個卵子。而且狀態不佳，看到卵子時，醫師說：

「該怎麼辦呢？還要再採卵子嗎？」

當時，我不知道醫師為甚麼會問我這問題，我還是請醫師採卵。可是結果還是沒有受精，取消了原定計劃。我不記得當天我是怎麼回家的，只覺得懊悔、悲傷，不在意他人的眼光，在那兒哭泣著。回家以後看到丈夫時，我淚流滿面。

「這只是第一次嘛！不要放棄，繼續努力哦！」

聽了丈夫的這番話，我下定決心還要繼續努力下去。過了一週以後，又開始注射誘發劑，結果這一次出現了六個卵子，為上一次的一倍。這次抱持著期待之心，請醫師採卵。二天後的早上，戰戰兢兢地打電話到醫院去，醫師說：「妳可以回來了。」我感到非常高興。在醫院中遇到一位有相同煩惱的人，結果發現只有我是第二次回到醫院去，大家都到醫院去五、六次了。這麼多次了還無法成功嗎？到底要持續到何時呢？我感到很不安。我們互相留下了聯絡地址和電話，各自回家去了。

終於生理期又來了，打電話詢問其他人，發現沒有任何人懷孕，這是怎麼回事呢？即使只有一人懷孕也很好。到底我要做幾次才能成功呢？我感到不安。過了一週，又開始注射。結果仍然無法懷孕。這時，我知道自己要比他人付出更多的努力，所以我不可能在進行三次以後就放棄。但是狀態比我好的人也一直沒有懷孕，這事實讓我了解到體外受精也有其困難處。再這樣下去，也許只是花更多的錢和時間，那麼還有何持續的意義呢？如果還沒有孩子，保住子宮和卵巢又有何意義呢？

數個月以後，我突然覺得右邊的卵巢產生變異，於是到某家大學醫院診治，結果正如我所預料的，卵巢稍微腫脹。

為我診治的年輕醫師認真地聽我的敘述，我把自己想說的話全說出來。醫師說，在目前這種狀況下，如果不完全摘除子宮和卵巢，無法進行根本的內膜症治療。他簡單地告訴我，現在懷孕、生產是最好的事。我早已經了解這一點了，但是聽了醫師的這番話，我又重新認識到懷孕的重要性。好不容易接受了三次體外受精，再努力一下又何妨呢？這不是口頭說說而已，必須要身體力行。我終於下定了決心。現在想想，如果當時沒有遇到這位醫師，也許我不會再接受體外受精了。我想到以前和我一起接受體外受精的朋友去的專門醫師那兒接受治療。

這位專門醫師就是原醫師。因為我的卵巢腫脹，所以他用針刺卵巢，抽出貯存在卵巢內的東西，進行乙醇固定。我的情況為了避免刺激卵巢，因此沒有使用誘發劑，只能等待自然排卵，進行體外受精。但是只靠一個卵子真的能夠成功嗎？我真的感到不安。但是因為沒有注射，減少對身體的負擔，就能夠提高懷孕的機率，我還是願意嘗識一下。進行乙醇固定二個月以後，觀察卵子的狀態。雖然卵子的狀態很好，可是子宮內膜稍薄，所以這個月停止進行體外受精。現在還是感到焦躁，但還是盡可能保持最佳狀態來接受治療。到了下一個月，醫師說卵子和子宮內膜的狀態很好，因此採卵。雖然是自然排卵，卻採得二個卵。

二天後，懷著忐忑不安的心情到醫院去。如果不成功，不需要每天注射，等到下一個月採卵即可。我不斷這麼安慰自己：

「回來吧！」

醫師這麼說，是真的嗎？我真是高興得難以置信……，沒想到進行得這麼順利。但是即使回到醫院連續注射，體溫卻沒有上升。開始服用藥物以後，體溫才開始維持高溫，但是我認為這應該不是懷孕，因此，並沒有抱持太大的期待之心。

注射第三針以後，醫師說：「也許成功了。」

同時，他告訴我如果星期六生理期還沒有來，就到醫院去作懷孕判斷。於是，每天早上我都戰戰兢兢地測量體溫，體溫始終還沒下降，終於到了星期五的夜晚，體溫還是維持高溫期。我非常緊張，完全沒有生理期要來的感覺，難道真的懷孕了嗎？我實在無法平靜下來，等到第二天了，於是自行使用懷孕判斷藥來判斷。三分鐘後，出現淡淡的顏色，可判斷是陽性。

我讓丈夫看，丈夫卻不敢相信。第二天到醫院接受懷孕判斷，知道事實以後，情緒還是很激動。曾在電視上看到一些畫面，例如：「懷孕了，恭喜你。」妻子高興得淚流滿面的情形，我是可以想像得到的。

但是醫師淡淡地向我道恭喜，我也保持冷靜的態度，因為我的隱憂是擔心是否會流產，所以無法感受到喜悅的心情。每一週都要用超音波觀察腹部的情形，看到胎芽確認心跳之後，我才真的感覺到自己懷孕了。這時才湧現了喜悅感，懷孕到了第三個月以後，我終於可以到產科就診了。

每當到產科去時，看到那些不孕的女性，就會想到以前的自己。在大醫院的婦產科，孕婦與不孕治療的女性是在同一候診室候診。對接受過數次治療和手術的女性而言，沒有比看到大肚子的女性更痛苦的事情了。總覺得不管對方過什麼樣的生活，自己絕對比那個人更不幸，所以我能夠接受不孕專科醫師的診治，成功地懷孕，真是太幸運了。

看著逐漸隆起的腹部，雖然這八年來歷經了各種的痛苦，可是始終沒有放棄，真是太好了。每當遇到挫折的時候，家人和朋友的鼓勵才使我堅持到底。

如果真的放棄了，我的身體不知道會變成什麼樣子……。

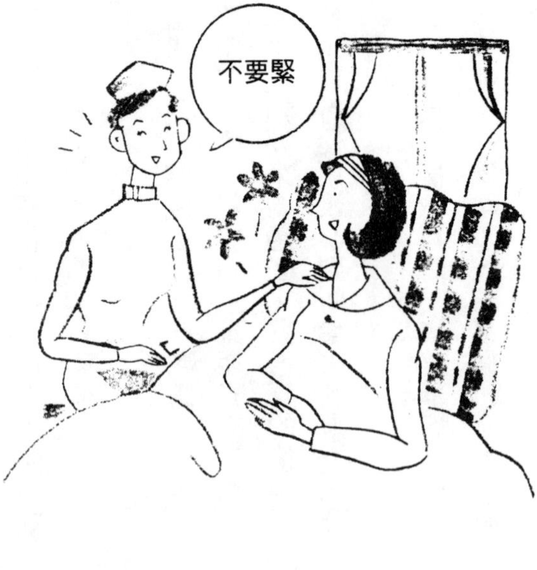

第八章
嬰兒來臨的日子

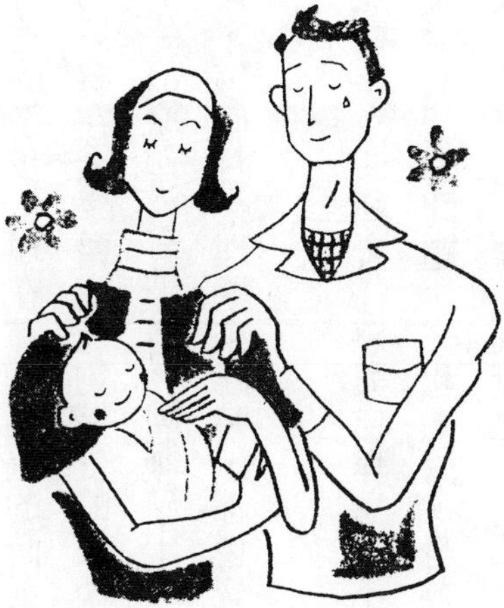

1、幸福的醫療

被宣告為不孕症的人，的確非常痛苦。伴隨著疼痛的檢查，雖然進行了好幾次的檢查卻原因不明。或是看似無法復原的精子減少症，還有周圍的人問：「還沒有孩子嗎？」這些問題。以往的人生，為了孩子的事情而走入迷途，覺得很痛苦。肉體和精神都深受打擊，看不到希望的明燈。

但是請不要放棄。生殖醫療已經展現超音速的進步。現在在我寫稿的時候，也許最新的醫療技術已經陸續發表出來了。以前只有在大學醫院能夠接受的技術，今天在小診所也能夠進行了。但是遺憾的是，不孕治療並沒有納入保險制度中。不孕治療既費時，可能又沒有很好的結果。每個月生理期來臨時，都會覺得情緒低落。

對男性而言，當醫生說精子較少時，可能會產生一種責任感與自卑感。不論原因出在哪一方，都不要責怪一方，要當成是夫妻共同的問題，一起面對。身為丈夫的絕對不能逃避，正如擁有不孕治療體驗的女性所寫的一樣，夫妻之間的羈絆將是排斥他人干涉的武器。

我確信我的恩師慶應義塾大學飯塚理八教授所說的話，不孕治療是為了得到幸福的醫療。抱著這種心態，每天接觸患者。

隨著醫療技術的進步，對於因不孕而感到煩惱的患者而言，每天都會出現福音消息或不好的消息。的確，治療的選擇增加了，懷孕患者也增加了。

2、成為最佳夫妻

但是不要忘記醫療可能會使人喪失人性。不要把自己的治療與方針交給醫師來處理，全都要親自選擇。接受最先進的醫療，可以自行決定要孩子或不要孩子。

當然，不論是哪一種選擇都會伴隨著危機。不要在意周遭眾人的眼光，擁有悠閒的心情最重要。畢竟你不是為了要生孩子才結婚的。

不論有沒有孩子，都要過得很好。夫妻之間要成最佳拍檔，好好地商量，過著無悔的人生，有魅力的人生，希望你們能夠成最佳夫妻。

結語

因不孕症而接受門診、治療，必須要有耐心，而且很痛苦。男性因為工作纏身，看門診的時間受到很大的限制。有時候，也很難了解目前正在接受的治療是何種治療；或者無法接受醫師的說明。如果原因出在男性，夫妻之間對於治療方針可能有不同的看法。因此，夫妻一定要了解彼此的病情與治療內容，才能夠提升治療效果。

我就是以『便於妻子了解的男性不孕書』為主旨，而著作此書。以往並沒有關於男性不孕的書籍，因此金澤隆先生建議我，寫下一本簡單明瞭，讓夫妻一起閱讀的書籍，現在總算能夠達成當初的目標了。此外，在本書的製作方面，得到插圖畫家須田和美的插圖。編輯作業方面，得到日本醫療企劃的松嶋薰、渡邊千鶴等人的幫助，向他們深表謝意。

本書不只是在各章介紹生殖醫療的技術，同時希望各位不要忘記人性接觸的部分，才能解決患者真正感到困擾的問題。

對於生殖醫療的進步抱以過大的期待之心，而使視野變得狹窄，因此會顯得焦躁，甚至還為此而責怪醫師。但是請各位想一想，還是有很多的夫妻現在都過著幸福的生活。醫師會盡可能地幫助患者，所以患者一定要了解主治醫師與治療方法。

最後，本書發行時，得到慶應義塾大學名譽教授飯塚理八，以及大野虎進倉本紀念醫院副院長、松峰壽美婦科診所院長等許多醫師、學會的友人，以及診所成員的幫助，在此深致謝意。同時，我也引述給予我很多教訓的患者的話，才得以完成本書，在此也深表謝意。

原　利夫

資料　不孕治療門診中的處置 投藥與副作用的情報

在此，為各位說明伴隨醫療行為的副作用、意外事故，尤其是不孕治療中容易發生的事例。

〈經口藥品〉

◆Chromide

●為代表性經口排卵誘發劑。副作用是：⑴眼睛模糊等眼睛症狀，⑵腸胃障礙等，但是一旦中止投與以後，就能復原。⑶卵巢過剩刺激症候群，由於誘發排卵而使卵巢腫大，下腹部痛。有時候必須要治療。服用 Chromide 時，有時候會出現下腹部痛或呼吸困難等症狀，要立刻告知醫師。

◆Sofnaline・Bonzol

●子宮內膜症治療藥。由於女性荷爾蒙減退，而出現肩膀痠痛、肌肉痛、乾燥感、肌膚乾燥等現象。由於電解質代謝失調，導致體重增加，出現浮腫的情形。偶而也會引發肝功能異常。但是只要中止投與，這些症狀就能復原。必須定期接受血液檢查。

◆Premaline、Pulanoval（考夫曼療法）

●用來治療生理不順、月經周期的控制等。主要的副作用為腸胃障礙。

◆抗生素

●(1)會出現過敏症、蕁痲疹、發燒、發癢等症狀。(2)消化器官下痢、胃灼熱、便秘等。(3)休克，偶而會出現重症症狀。出現不快感、口內異常感、目眩、發冷、發汗等症狀時，要進行緊急處置。(4)可能會出現皮膚、重症的皮膚刺激症狀。如果有發紅、發癢、呼吸困難等症狀時，要作緊急處置。

◆Parodel

●主要副作用為噁心，偶而會出現起立性昏眩、頭昏眼花、頭痛等症狀。

＊藥劑具有相互作用。如果同時服用數種藥物，可能會出現出乎意料之外的副作用，所以如果服用其他藥劑時，一定要告知醫師。

〈注射藥品〉

一般注意事項 肌肉內注射，注射部位會腫脹、硬結、發紅、疼痛等。預防方法為利用泡澡等方式按摩。感覺強烈疼痛時，可能是引起神經麻痺，因此要趕緊處置。

◆排卵誘發劑（FSH製劑・hMG製劑），需要接受好幾次的診察

利用本療法造成卵巢過剩刺激的結果，可能會引起多胎懷孕。

日本全國三十六家醫院利用本療法，造成多胎懷孕的調查。多胎懷孕方面，懷孕總數四五四例中，九三例（二〇・五％），其中雙胞胎五九例（一三％）、三胞胎二〇例（四・四％）、四胞胎八例（一・八％）、五胞胎五例（一・一％）、六胞胎一例（〇・二％）相互作用（注意併用問題）。

胎盤性性腺刺激荷爾蒙，持續投與本劑或使用胎盤性性腺刺激荷爾蒙製劑時，或併用時，會出現卵巢腫大、腫大的卵巢破裂，伴隨腹水、胸水等Meigs症候群樣症狀等的卵巢過剩反應。此外，也會伴隨造成血液濃縮、血液凝固能亢進，而引起血栓症、腦梗塞等。關於副作用的說明，會表示「偶而出現，不到〇・一％，有時出現：不到〇・一～五％、無記入：五％以上或頻度不明」。

其他副作用

(1)過敏症　會有發紅、發疹、發燙、注射部疼痛等現象。

(2)其他　有時候會有噁心、頻尿、發麻感、頭痛、浮腫等現象。此外，尿量會增加。

◆卵巢刺激荷爾蒙劑（hCG 製劑）

卵泡刺激荷爾蒙

為了誘發排卵，持續投與卵泡荷爾蒙製劑。使用與併用本劑時，會出現卵巢腫大、腫大卵巢破裂，伴隨腹水、胸水的 Meigs 症候群樣症狀等的卵巢過剩反應。同時，也會造成血液濃縮、血液凝固能亢進，而引起血栓症或腦梗塞。

(1)重大的副作用

①休克　偶而會出現休克的症狀，因此如果有顏面潮紅、胸內苦悶、呼吸困難等現象時，一定要告知醫師。

②卵巢過剩刺激症候群　持續投與卵泡刺激荷爾蒙製劑時，或使用、併用本劑時，出現卵巢腫大、腫大卵巢破裂、下腹部痛、下腹部緊迫感，伴隨腹水、胸水的 Meigs 症候群樣症狀等。此外，這時會併發血液濃縮、血液凝固能亢進，所以要立

刻中止投與。

③血栓症、腦梗塞　持續投與卵泡荷爾蒙製劑，使用、併用本劑時，引起卵巢過刺激症候群，同時也會引發血栓症或腦梗塞。

(2)其他副作用

①過敏症　會出現發疹等過敏症狀。

②精神神經系　出現頭昏眼花、頭痛、興奮、失眠、抑鬱、疲勞感等症。

◆黃體、卵泡荷爾蒙劑

副作用

(1)肝臟　出現黃疸或偶而出現肝功能異常的現象。

(2)末梢血管　偶而會出現血栓症（四肢、肺、心肌、腦、網膜等）。

(3)乳房　會出現乳房緊滿感、乳房痛等。

(4)過敏症　會出現發疹等過敏症狀。

睪丸測定器

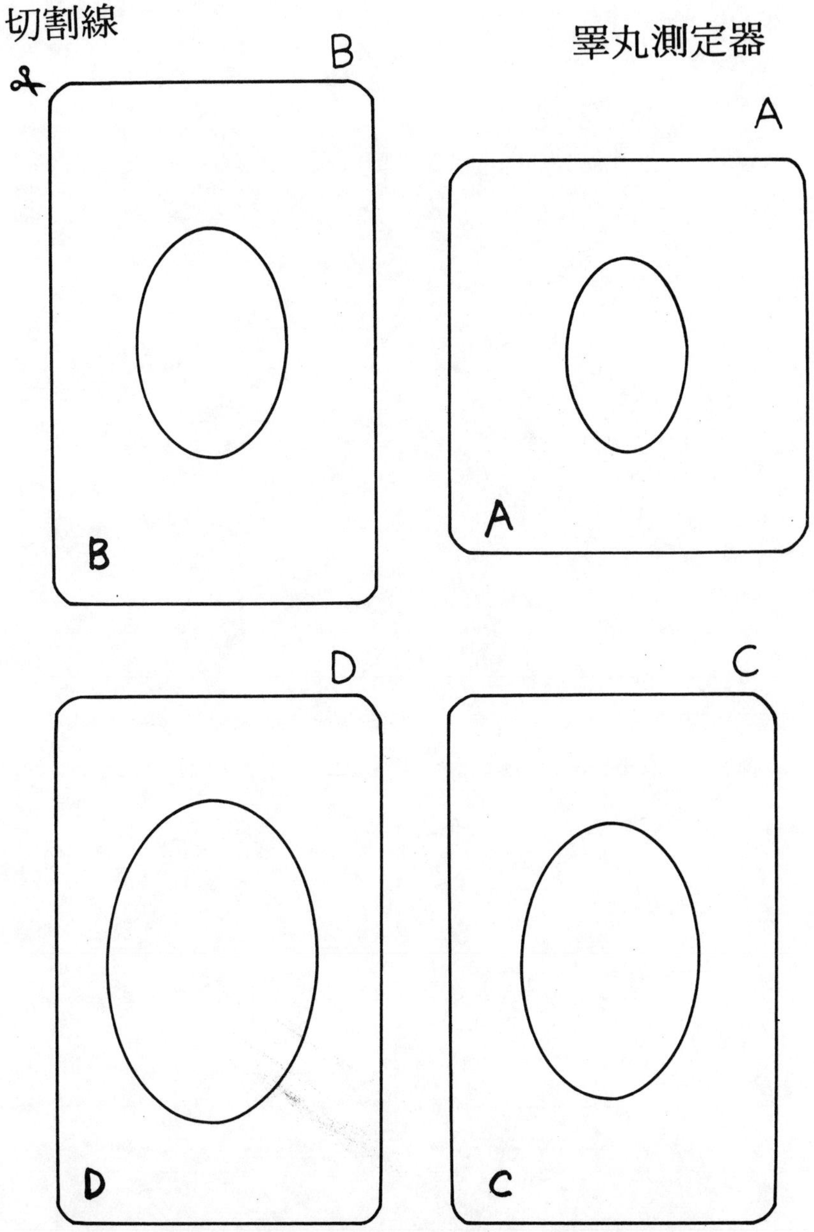

※如要使紙張厚些，可自行在背面貼厚紙後，再依圖剪下。

大展出版社有限公司　圖書目錄

地址：台北市北投區(石牌)　　電話：(02)28236031
致遠一路二段12巷1號　　　　　28236033
郵撥：0166955～1　　　　　　傳真：(02)28272069

・法律專欄連載・電腦編號58

台大法學院　法律學系／策劃
法律服務社／編著

1. 別讓您的權利睡著了 [1]		200元
2. 別讓您的權利睡著了 [2]		200元

・秘傳占卜系列・電腦編號14

1. 手相術	淺野八郎著	150元
2. 人相術	淺野八郎著	150元
3. 西洋占星術	淺野八郎著	150元
4. 中國神奇占卜	淺野八郎著	150元
5. 夢判斷	淺野八郎著	150元
6. 前世、來世占卜	淺野八郎著	150元
7. 法國式血型學	淺野八郎著	150元
8. 靈感、符咒學	淺野八郎著	150元
9. 紙牌占卜學	淺野八郎著	150元
10. ESP超能力占卜	淺野八郎著	150元
11. 猶太數的秘術	淺野八郎著	150元
12. 新心理測驗	淺野八郎著	160元
13. 塔羅牌預言秘法	淺野八郎著	200元

・趣味心理講座・電腦編號15

1. 性格測驗① 探索男與女	淺野八郎著	140元
2. 性格測驗② 透視人心奧秘	淺野八郎著	140元
3. 性格測驗③ 發現陌生的自己	淺野八郎著	140元
4. 性格測驗④ 發現你的真面目	淺野八郎著	140元
5. 性格測驗⑤ 讓你們吃驚	淺野八郎著	140元
6. 性格測驗⑥ 洞穿心理盲點	淺野八郎著	140元
7. 性格測驗⑦ 探索對方心理	淺野八郎著	140元
8. 性格測驗⑧ 由吃認識自己	淺野八郎著	160元
9. 性格測驗⑨ 戀愛知多少	淺野八郎著	160元
10. 性格測驗⑩ 由裝扮瞭解人心	淺野八郎著	160元

11.	性格測驗⑪ 敲開內心玄機	淺野八郎著	140 元
12.	性格測驗⑫ 透視你的未來	淺野八郎著	160 元
13.	血型與你的一生	淺野八郎著	160 元
14.	趣味推理遊戲	淺野八郎著	160 元
15.	行為語言解析	淺野八郎著	160 元

・婦 幼 天 地・電腦編號 16

1.	八萬人減肥成果	黃靜香譯	180 元
2.	三分鐘減肥體操	楊鴻儒譯	150 元
3.	窈窕淑女美髮秘訣	柯素娥譯	130 元
4.	使妳更迷人	成　玉譯	130 元
5.	女性的更年期	官舒妍編譯	160 元
6.	胎內育兒法	李玉瓊編譯	150 元
7.	早產兒袋鼠式護理	唐岱蘭譯	200 元
8.	初次懷孕與生產	婦幼天地編譯組	180 元
9.	初次育兒 12 個月	婦幼天地編譯組	180 元
10.	斷乳食與幼兒食	婦幼天地編譯組	180 元
11.	培養幼兒能力與性向	婦幼天地編譯組	180 元
12.	培養幼兒創造力的玩具與遊戲	婦幼天地編譯組	180 元
13.	幼兒的症狀與疾病	婦幼天地編譯組	180 元
14.	腿部苗條健美法	婦幼天地編譯組	180 元
15.	女性腰痛別忽視	婦幼天地編譯組	150 元
16.	舒展身心體操術	李玉瓊編譯	130 元
17.	三分鐘臉部體操	趙薇妮著	160 元
18.	生動的笑容表情術	趙薇妮著	160 元
19.	心曠神怡減肥法	川津祐介著	130 元
20.	內衣使妳更美麗	陳玄茹譯	130 元
21.	瑜伽美姿美容	黃靜香編著	180 元
22.	高雅女性裝扮學	陳珮玲譯	180 元
23.	蠶糞肌膚美顏法	坂梨秀子著	160 元
24.	認識妳的身體	李玉瓊譯	160 元
25.	產後恢復苗條體態	居理安・芙萊喬著	200 元
26.	正確護髮美容法	山崎伊久江著	180 元
27.	安琪拉美姿養生學	安琪拉蘭斯博瑞著	180 元
28.	女體性醫學剖析	增田豐著	220 元
29.	懷孕與生產剖析	岡部綾子著	180 元
30.	斷奶後的健康育兒	東城百合子著	220 元
31.	引出孩子幹勁的責罵藝術	多湖輝著	170 元
32.	培養孩子獨立的藝術	多湖輝著	170 元
33.	子宮肌瘤與卵巢囊腫	陳秀琳編著	180 元
34.	下半身減肥法	納他夏・史達賓著	180 元
35.	女性自然美容法	吳雅菁編著	180 元
36.	再也不發胖	池園悅太郎著	170 元

37. 生男生女控制術	中垣勝裕著	220 元
38. 使妳的肌膚更亮麗	楊　皓編著	170 元
39. 臉部輪廓變美	芝崎義夫著	180 元
40. 斑點、皺紋自己治療	高須克彌著	180 元
41. 面皰自己治療	伊藤雄康著	180 元
42. 隨心所欲瘦身冥想法	原久子著	180 元
43. 胎兒革命	鈴木丈織著	180 元
44. NS 磁氣平衡法塑造窈窕奇蹟	古屋和江著	180 元
45. 享瘦從腳開始	山田陽子著	180 元
46. 小改變瘦 4 公斤	宮本裕子著	180 元
47. 軟管減肥瘦身	高橋輝男著	180 元
48. 海藻精神秘美容法	劉名揚編著	180 元
49. 肌膚保養與脫毛	鈴木真理著	180 元
50. 10 天減肥 3 公斤	彤雲編輯組	180 元

·青春天地· 電腦編號 17

1. A 血型與星座	柯素娥編譯	160 元
2. B 血型與星座	柯素娥編譯	160 元
3. O 血型與星座	柯素娥編譯	160 元
4. AB 血型與星座	柯素娥編譯	120 元
5. 青春期性教室	呂貴嵐編譯	130 元
6. 事半功倍讀書法	王毅希編譯	150 元
7. 難解數學破題	宋釗宜編譯	130 元
8. 速算解題技巧	宋釗宜編譯	130 元
9. 小論文寫作秘訣	林顯茂編譯	120 元
11. 中學生野外遊戲	熊谷康編著	120 元
12. 恐怖極短篇	柯素娥編譯	130 元
13. 恐怖夜話	小毛驢編譯	130 元
14. 恐怖幽默短篇	小毛驢編譯	120 元
15. 黑色幽默短篇	小毛驢編譯	120 元
16. 靈異怪談	小毛驢編譯	130 元
17. 錯覺遊戲	小毛驢編著	130 元
18. 整人遊戲	小毛驢編著	150 元
19. 有趣的超常識	柯素娥編譯	130 元
20. 哦！原來如此	林慶旺編譯	130 元
21. 趣味競賽 100 種	劉名揚編譯	120 元
22. 數學謎題入門	宋釗宜編譯	150 元
23. 數學謎題解析	宋釗宜編譯	150 元
24. 透視男女心理	林慶旺編譯	120 元
25. 少女情懷的自白	李桂蘭編譯	120 元
26. 由兄弟姊妹看命運	李玉瓊編譯	130 元
27. 趣味的科學魔術	林慶旺編譯	150 元

28. 趣味的心理實驗室	李燕玲編譯	150 元
29. 愛與性心理測驗	小毛驢編譯	130 元
30. 刑案推理解謎	小毛驢編譯	130 元
31. 偵探常識推理	小毛驢編譯	130 元
32. 偵探常識解謎	小毛驢編譯	130 元
33. 偵探推理遊戲	小毛驢編譯	130 元
34. 趣味的超魔術	廖玉山編著	150 元
35. 趣味的珍奇發明	柯素娥編著	150 元
36. 登山用具與技巧	陳瑞菊編著	150 元

·健康天地·電腦編號 18

1. 壓力的預防與治療	柯素娥編譯	130 元
2. 超科學氣的魔力	柯素娥編譯	130 元
3. 尿療法治病的神奇	中尾良一著	130 元
4. 鐵證如山的尿療法奇蹟	廖玉山譯	120 元
5. 一日斷食健康法	葉慈容編譯	150 元
6. 胃部強健法	陳炳崑譯	120 元
7. 癌症早期檢查法	廖松濤譯	160 元
8. 老人痴呆症防止法	柯素娥編譯	130 元
9. 松葉汁健康飲料	陳麗芬編譯	130 元
10. 揉肚臍健康法	永井秋夫著	150 元
11. 過勞死、猝死的預防	卓秀貞編譯	130 元
12. 高血壓治療與飲食	藤山順豐著	150 元
13. 老人看護指南	柯素娥編譯	150 元
14. 美容外科淺談	楊啟宏著	150 元
15. 美容外科新境界	楊啟宏著	150 元
16. 鹽是天然的醫生	西英司郎著	140 元
17. 年輕十歲不是夢	梁瑞麟譯	200 元
18. 茶料理治百病	桑野和民著	180 元
19. 綠茶治病寶典	桑野和民著	150 元
20. 杜仲茶養顏減肥法	西田博著	150 元
21. 蜂膠驚人療效	瀨長良三郎著	180 元
22. 蜂膠治百病	瀨長良三郎著	180 元
23. 醫藥與生活(一)	鄭炳全著	180 元
24. 鈣長生寶典	落合敏著	180 元
25. 大蒜長生寶典	木下繁太郎著	160 元
26. 居家自我健康檢查	石川恭三著	160 元
27. 永恆的健康人生	李秀鈴譯	200 元
28. 大豆卵磷脂長生寶典	劉雪卿譯	150 元
29. 芳香療法	梁艾琳譯	160 元
30. 醋長生寶典	柯素娥譯	180 元
31. 從星座透視健康	席拉·吉蒂斯著	180 元
32. 愉悅自在保健學	野本二士夫著	160 元

33. 裸睡健康法	丸山淳士等著	160 元
34. 糖尿病預防與治療	藤田順豐著	180 元
35. 維他命長生寶典	菅原明子著	180 元
36. 維他命 C 新效果	鐘文訓編	150 元
37. 手、腳病理按摩	堤芳朗著	160 元
38. AIDS 瞭解與預防	彼得塔歇爾著	180 元
39. 甲殼質殼聚糖健康法	沈永嘉譯	160 元
40. 神經痛預防與治療	木下真男著	160 元
41. 室內身體鍛鍊法	陳炳崑編著	160 元
42. 吃出健康藥膳	劉大器編著	180 元
43. 自我指壓術	蘇燕謀編著	160 元
44. 紅蘿蔔汁斷食療法	李玉瓊編著	150 元
45. 洗心術健康秘法	竺翠萍編譯	170 元
46. 枇杷葉健康療法	柯素娥編譯	180 元
47. 抗衰血癒	楊啟宏著	180 元
48. 與癌搏鬥記	逸見政孝著	180 元
49. 冬蟲夏草長生寶典	高橋義博著	170 元
50. 痔瘡・大腸疾病先端療法	宮島伸宜著	180 元
51. 膠布治癒頑固慢性病	加瀨建造著	180 元
52. 芝麻神奇健康法	小林貞作著	170 元
53. 香煙能防止癡呆？	高田明和著	180 元
54. 穀菜食治癌療法	佐藤成志著	180 元
55. 貼藥健康法	松原英多著	180 元
56. 克服癌症調和道呼吸法	帶津良一著	180 元
57. B 型肝炎預防與治療	野村喜重郎著	180 元
58. 青春永駐養生導引術	早島正雄著	180 元
59. 改變呼吸法創造健康	原久子著	180 元
60. 荷爾蒙平衡養生秘訣	出村博著	180 元
61. 水美肌健康法	井戶勝富著	170 元
62. 認識食物掌握健康	廖梅珠編著	170 元
63. 痛風劇痛消除法	鈴木吉彥著	180 元
64. 酸莖菌驚人療效	上田明彥著	180 元
65. 大豆卵磷脂治現代病	神津健一著	200 元
66. 時辰療法—危險時刻凌晨 4 時	呂建強等著	180 元
67. 自然治癒力提升法	帶津良一著	180 元
68. 巧妙的氣保健法	藤平墨子著	180 元
69. 治癒 C 型肝炎	熊田博光著	180 元
70. 肝臟病預防與治療	劉名揚編著	180 元
71. 腰痛平衡療法	荒井政信著	180 元
72. 根治多汗症、狐臭	稻葉益巳著	220 元
73. 40 歲以後的骨質疏鬆症	沈永嘉譯	180 元
74. 認識中藥	松下一成著	180 元
75. 認識氣的科學	佐佐木茂美著	180 元
76. 我戰勝了癌症	安田伸著	180 元

77. 斑點是身心的危險信號	中野進著	180 元
78. 艾波拉病毒大震撼	玉川重德著	180 元
79. 重新還我黑髮	桑名隆一郎著	180 元
80. 身體節律與健康	林博史著	180 元
81. 生薑治萬病	石原結實著	180 元
82. 靈芝治百病	陳瑞東著	180 元
83. 木炭驚人的威力	大槻彰著	200 元
84. 認識活性氧	井土貴司著	180 元
85. 深海鮫治百病	廖玉山編著	180 元
86. 神奇的蜂王乳	井上丹治著	180 元
87. 卡拉 OK 健腦法	東潔著	180 元
88. 卡拉 OK 健康法	福田伴男著	180 元
89. 醫藥與生活(二)	鄭炳全著	200 元
90. 洋蔥治百病	宮尾興平著	180 元

・實用女性學講座・電腦編號 19

1. 解讀女性內心世界	島田一男著	150 元
2. 塑造成熟的女性	島田一男著	150 元
3. 女性整體裝扮學	黃靜香編著	180 元
4. 女性應對禮儀	黃靜香編著	180 元
5. 女性婚前必修	小野十傳著	200 元
6. 徹底瞭解女人	田口二州著	180 元
7. 拆穿女性謊言 88 招	島田一男著	200 元
8. 解讀女人心	島田一男著	200 元
9. 俘獲女性絕招	志賀貢著	200 元
10. 愛情的壓力解套	中村理英子著	200 元

・校園系列・電腦編號 20

1. 讀書集中術	多湖輝著	150 元
2. 應考的訣竅	多湖輝著	150 元
3. 輕鬆讀書贏得聯考	多湖輝著	150 元
4. 讀書記憶秘訣	多湖輝著	150 元
5. 視力恢復！超速讀術	江錦雲譯	180 元
6. 讀書 36 計	黃柏松編著	180 元
7. 驚人的速讀術	鐘文訓編著	170 元
8. 學生課業輔導良方	多湖輝著	180 元
9. 超速讀超記憶法	廖松濤編著	180 元
10. 速算解題技巧	宋釗宜編著	200 元
11. 看圖學英文	陳炳崑編著	200 元
12. 讓孩子最喜歡數學	沈永嘉譯	180 元

・實用心理學講座・電腦編號 21

1. 拆穿欺騙伎倆	多湖輝著	140 元
2. 創造好構想	多湖輝著	140 元
3. 面對面心理術	多湖輝著	160 元
4. 偽裝心理術	多湖輝著	140 元
5. 透視人性弱點	多湖輝著	140 元
6. 自我表現術	多湖輝著	180 元
7. 不可思議的人性心理	多湖輝著	180 元
8. 催眠術入門	多湖輝著	150 元
9. 責罵部屬的藝術	多湖輝著	150 元
10. 精神力	多湖輝著	150 元
11. 厚黑說服術	多湖輝著	150 元
12. 集中力	多湖輝著	150 元
13. 構想力	多湖輝著	150 元
14. 深層心理術	多湖輝著	160 元
15. 深層語言術	多湖輝著	160 元
16. 深層說服術	多湖輝著	180 元
17. 掌握潛在心理	多湖輝著	160 元
18. 洞悉心理陷阱	多湖輝著	180 元
19. 解讀金錢心理	多湖輝著	180 元
20. 拆穿語言圈套	多湖輝著	180 元
21. 語言的內心玄機	多湖輝著	180 元
22. 積極力	多湖輝著	180 元

・超現實心理講座・電腦編號 22

1. 超意識覺醒法	詹蔚芬編譯	130 元
2. 護摩秘法與人生	劉名揚編譯	130 元
3. 秘法！超級仙術入門	陸明譯	150 元
4. 給地球人的訊息	柯素娥編著	150 元
5. 密教的神通力	劉名揚編著	130 元
6. 神秘奇妙的世界	平川陽一著	180 元
7. 地球文明的超革命	吳秋嬌譯	200 元
8. 力量石的秘密	吳秋嬌譯	180 元
9. 超能力的靈異世界	馬小莉譯	200 元
10. 逃離地球毀滅的命運	吳秋嬌譯	200 元
11. 宇宙與地球終結之謎	南山宏著	200 元
12. 驚世奇功揭秘	傅起鳳著	200 元
13. 啟發身心潛力心象訓練法	栗田昌裕著	180 元
14. 仙道術遁甲法	高藤聰一郎著	220 元
15. 神通力的秘密	中岡俊哉著	180 元
16. 仙人成仙術	高藤聰一郎著	200 元

17.	仙道符咒氣功法	高藤聰一郎著	220元
18.	仙道風水術尋龍法	高藤聰一郎著	200元
19.	仙道奇蹟超幻像	高藤聰一郎著	200元
20.	仙道鍊金術房中法	高藤聰一郎著	200元
21.	奇蹟超醫療治癒難病	深野一幸著	220元
22.	揭開月球的神秘力量	超科學研究會	180元
23.	西藏密教奧義	高藤聰一郎著	250元
24.	改變你的夢術入門	高藤聰一郎著	250元

・養生保健・電腦編號 23

1.	醫療養生氣功	黃孝寬著	250元
2.	中國氣功圖譜	余功保著	230元
3.	少林醫療氣功精粹	井玉蘭著	250元
4.	龍形實用氣功	吳大才等著	220元
5.	魚戲增視強身氣功	宮　嬰著	220元
6.	嚴新氣功	前新培金著	250元
7.	道家玄牝氣功	張　章著	200元
8.	仙家秘傳袪病功	李遠國著	160元
9.	少林十大健身功	秦慶豐著	180元
10.	中國自控氣功	張明武著	250元
11.	醫療防癌氣功	黃孝寬著	250元
12.	醫療強身氣功	黃孝寬著	250元
13.	醫療點穴氣功	黃孝寬著	250元
14.	中國八卦如意功	趙維漢著	180元
15.	正宗馬禮堂養氣功	馬禮堂著	420元
16.	秘傳道家筋經內丹功	王慶餘著	280元
17.	三元開慧功	辛桂林著	250元
18.	防癌治癌新氣功	郭　林著	180元
19.	禪定與佛家氣功修煉	劉天君著	200元
20.	顛倒之術	梅自強著	360元
21.	簡明氣功辭典	吳家駿編	360元
22.	八卦三合功	張全亮著	230元
23.	朱砂掌健身養生功	楊永著	250元
24.	抗老功	陳九鶴著	230元
25.	意氣按穴排濁自療法	黃啟運編著	250元

・社會人智囊・電腦編號 24

1.	糾紛談判術	清水增三著	160元
2.	創造關鍵術	淺野八郎著	150元
3.	觀人術	淺野八郎著	180元
4.	應急詭辯術	廖英迪編著	160元

5. 天才家學習術　木原武一著　160元
6. 貓型狗式鑑人術　淺野八郎著　180元
7. 逆轉運掌握術　淺野八郎著　180元
8. 人際圓融術　澀谷昌三著　160元
9. 解讀人心術　淺野八郎著　180元
10. 與上司水乳交融術　秋元隆司著　180元
11. 男女心態定律　小田晉著　180元
12. 幽默說話術　林振輝編著　200元
13. 人能信賴幾分　淺野八郎著　180元
14. 我一定能成功　李玉瓊譯　180元
15. 獻給青年的嘉言　陳蒼杰譯　180元
16. 知人、知面、知其心　林振輝編著　180元
17. 塑造堅強的個性　坂上肇著　180元
18. 為自己而活　佐藤綾子著　180元
19. 未來十年與愉快生活有約　船井幸雄著　180元
20. 超級銷售話術　杜秀卿譯　180元
21. 感性培育術　黃靜香編著　180元
22. 公司新鮮人的禮儀規範　蔡媛惠譯　180元
23. 傑出職員鍛鍊術　佐佐木正著　180元
24. 面談獲勝戰略　李芳黛譯　180元
25. 金玉良言撼人心　森純大著　180元
26. 男女幽默趣典　劉華亭編著　180元
27. 機智說話術　劉華亭編著　180元
28. 心理諮商室　柯素娥譯　180元
29. 如何在公司崢嶸頭角　佐佐木正著　180元
30. 機智應對術　李玉瓊編著　200元
31. 克服低潮良方　坂野雄二著　180元
32. 智慧型說話技巧　沈永嘉編著　180元
33. 記憶力、集中力增進術　廖松濤編著　180元
34. 女職員培育術　林慶旺編著　180元
35. 自我介紹與社交禮儀　柯素娥編著　180元
36. 積極生活創幸福　田中真澄著　180元
37. 妙點子超構想　多湖輝著　180元
38. 說NO的技巧　廖玉山編著　180元
39. 一流說服力　李玉瓊編著　180元
40. 般若心經成功哲學　陳鴻蘭編著　180元
41. 訪問推銷術　黃靜香編著　180元
42. 男性成功秘訣　陳蒼杰編著　180元

・精選系列・電腦編號25

1. 毛澤東與鄧小平　渡邊利夫等著　280元
2. 中國大崩裂　江戶介雄著　180元
3. 台灣・亞洲奇蹟　上村幸治著　220元

4.	7-ELEVEN 高盈收策略	國友隆一著	180 元
5.	台灣獨立（新・中國日本戰爭一）	森詠著	200 元
6.	迷失中國的末路	江戶雄介著	220 元
7.	2000 年 5 月全世界毀滅	紫藤甲子男著	180 元
8.	失去鄧小平的中國	小島朋之著	220 元
9.	世界史爭議性異人傳	桐生操著	200 元
10.	淨化心靈享人生	松濤弘道著	220 元
11.	人生心情診斷	賴藤和寬著	220 元
12.	中美大決戰	檜山良昭著	220 元
13.	黃昏帝國美國	莊雯琳譯	220 元
14.	兩岸衝突（新・中國日本戰爭二）	森詠著	220 元
15.	封鎖台灣（新・中國日本戰爭三）	森詠著	220 元
16.	中國分裂（新・中國日本戰爭四）	森詠著	220 元
17.	由女變男的我	虎井正衛著	200 元
18.	佛學的安心立命	松濤弘道著	220 元

・運動遊戲・電腦編號 26

1.	雙人運動	李玉瓊譯	160 元
2.	愉快的跳繩運動	廖玉山譯	180 元
3.	運動會項目精選	王佑京譯	150 元
4.	肋木運動	廖玉山譯	150 元
5.	測力運動	王佑宗譯	150 元
6.	游泳入門	唐桂萍編著	200 元

・休閒娛樂・電腦編號 27

1.	海水魚飼養法	田中智浩著	300 元
2.	金魚飼養法	曾雪玫譯	250 元
3.	熱門海水魚	毛利匡明著	480 元
4.	愛犬的教養與訓練	池田好雄著	250 元
5.	狗教養與疾病	杉浦哲著	220 元
6.	小動物養育技巧	三上昇著	300 元
20.	園藝植物管理	船越亮二著	200 元

・銀髮族智慧學・電腦編號 28

1.	銀髮六十樂逍遙	多湖輝著	170 元
2.	人生六十反年輕	多湖輝著	170 元
3.	六十歲的決斷	多湖輝著	170 元
4.	銀髮族健身指南	孫瑞台編著	250 元

・飲食保健・電腦編號 29

1.	自己製作健康茶	大海淳著	220 元
2.	好吃、具藥效茶料理	德永睦子著	220 元
3.	改善慢性病健康藥草茶	吳秋嬌譯	200 元
4.	藥酒與健康果菜汁	成玉編著	250 元
5.	家庭保健養生湯	馬汴梁編著	220 元
6.	降低膽固醇的飲食	早川和志著	200 元
7.	女性癌症的飲食	女子營養大學	280 元
8.	痛風者的飲食	女子營養大學	280 元
9.	貧血者的飲食	女子營養大學	280 元
10.	高脂血症者的飲食	女子營養大學	280 元
11.	男性癌症的飲食	女子營養大學	280 元
12.	過敏者的飲食	女子營養大學	280 元
13.	心臟病的飲食	女子營養大學	280 元

・家庭醫學保健・電腦編號 30

1.	女性醫學大全	雨森良彥著	380 元
2.	初為人父育兒寶典	小瀧周曹著	220 元
3.	性活力強健法	相建華著	220 元
4.	30 歲以上的懷孕與生產	李芳黛編著	220 元
5.	舒適的女性更年期	野末悅子著	200 元
6.	夫妻前戲的技巧	笠井寬司著	200 元
7.	病理足穴按摩	金慧明著	220 元
8.	爸爸的更年期	河野孝旺著	200 元
9.	橡皮帶健康法	山田晶著	180 元
10.	三十三天健美減肥	相建華等著	180 元
11.	男性健美入門	孫玉祿編著	180 元
12.	強化肝臟秘訣	主婦の友社編	200 元
13.	了解藥物副作用	張果馨譯	200 元
14.	女性醫學小百科	松山榮吉著	200 元
15.	左轉健康法	龜田修等著	200 元
16.	實用天然藥物	鄭炳全編著	260 元
17.	神秘無痛平衡療法	林宗駛著	180 元
18.	膝蓋健康法	張果馨譯	180 元
19.	針灸治百病	葛書翰著	250 元
20.	異位性皮膚炎治癒法	吳秋嬌譯	220 元
21.	禿髮白髮預防與治療	陳炳崑編著	180 元
22.	埃及皇宮菜健康法	飯森薰著	200 元
23.	肝臟病安心治療	上野幸久著	220 元
24.	耳穴治百病	陳抗美等著	250 元
25.	高效果指壓法	五十嵐康彥著	200 元

國家圖書館出版品預行編目資料

夫妻們閱讀的男性不孕／原利夫著，許俵纓譯
－初版－臺北市，大展，民 87
面；21 公分－（家庭醫學保健；35）
譯自：女生がよむ男性不妊の本
ISBN 957-557-837-6（平裝）
1. 不孕症
415.812　　87008119

JOSEI GA YOMU DANSEI FUNIN NO HON ---AKACHAN GA KURU HI
by Toshio Hara
Copyright © 1996 by Toshio Hara
All rights reserved
First published in Japan in 1996 by Nihon Iryoh kikaku Co., Ltd.
Chinese translation rights arranged with Nihon Iryoh Kikaku Co., Ltd.
through Japan Foreign-Rights Centre/Keio Cultural Enterprise Co., Ltd.

版權仲介：京王文化事業有限公司

【版權所有．翻印必究】

夫妻們閱讀的男性不孕　ISBN 957-557-837-6

原 著 者／原　利　夫
編 譯 者／許　俵　纓
發 行 人／蔡　森　明
出 版 者／大展出版社有限公司
社　　址／台北市北投區（石牌）致遠一路 2 段 12 巷 1 號
電　　話／(02) 28236031・28236033
傳　　真／(02) 28272069
郵政劃撥／0166955—1
登 記 證／局版臺業字第 2171 號
承 印 者／國順圖書印刷公司
裝　　訂／嶸興裝訂有限公司
排 版 者／千兵企業有限公司
電　　話／(02) 28812643
初版1刷／1998 年（民 87 年）7 月

定　　價／220 元

●本書若有破損、缺頁敬請寄回本社更換●

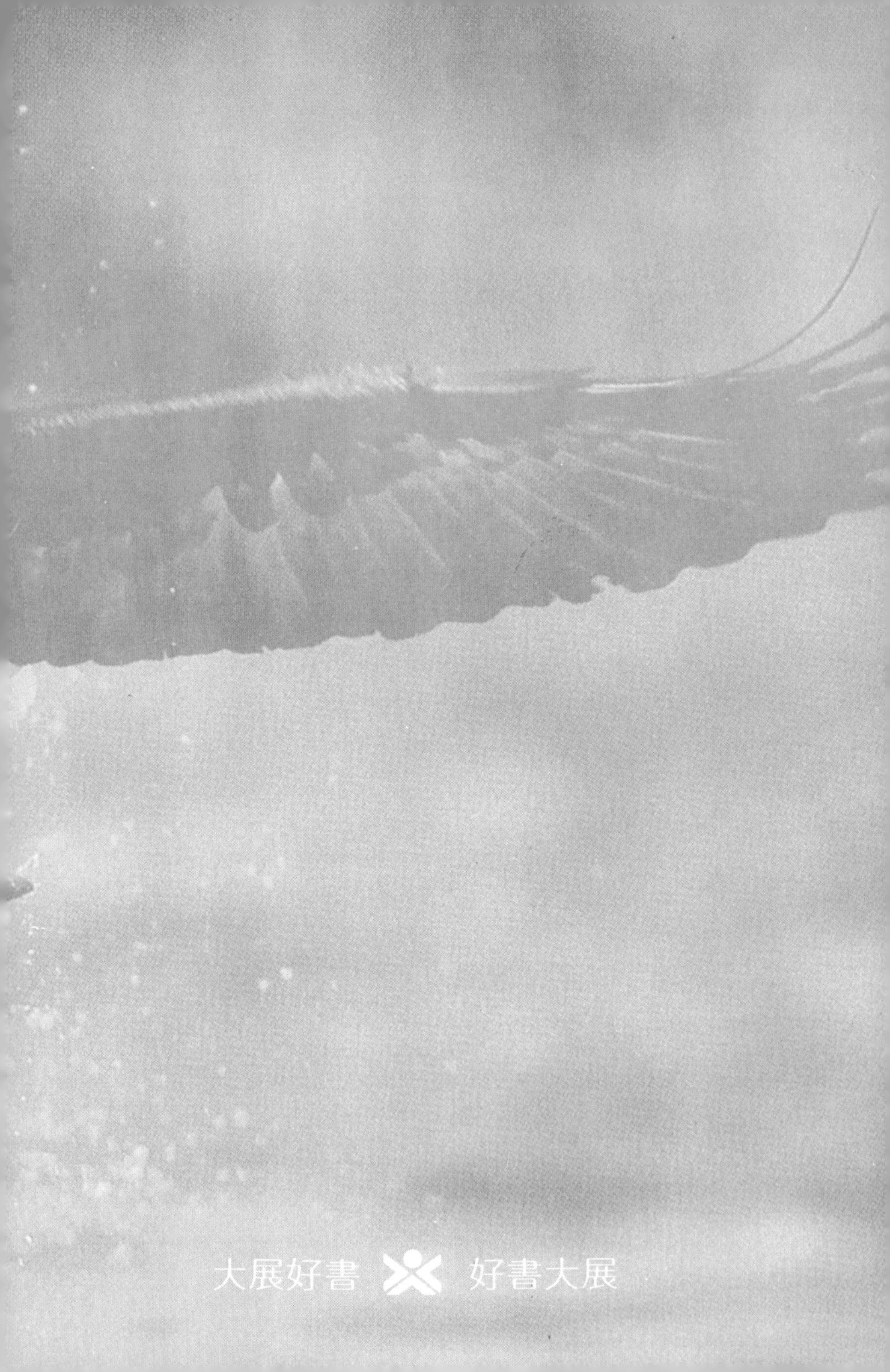
大展好書 好書大展

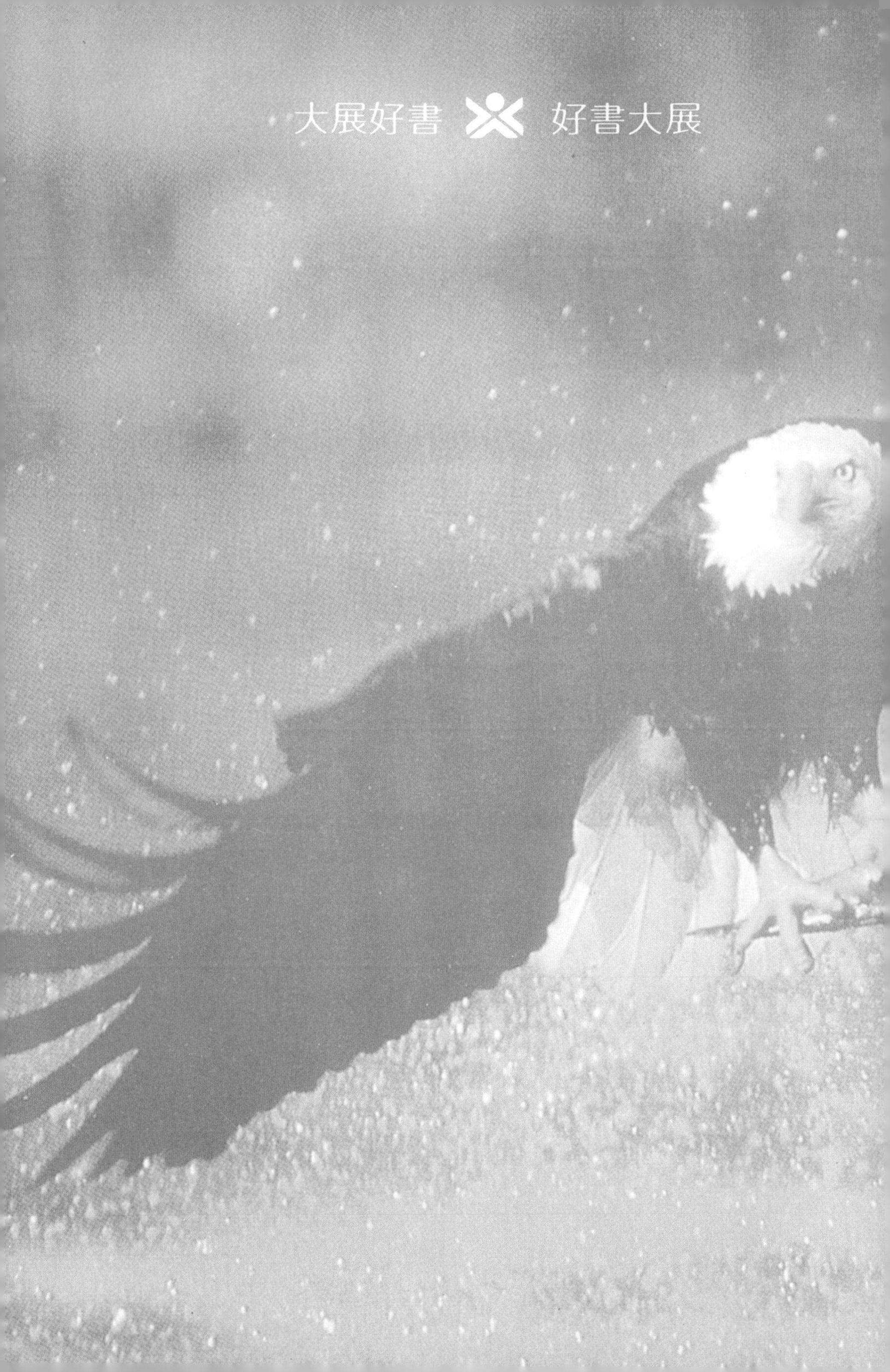
大展好書 好書大展